GUÍA PARA

MADRES REBELDES

Primera edición: abril de 2018

© 2018, Marga Durá, por el texto
© 2018, Agustina Guerrero, por las ilustraciones
© 2018, Penguin Random House Grupo Editorial, S. A. U.
Travessera de Gràcia, 47-49. 08021 Barcelona

Printed in Spain – Impreso en España
Diseño y maquetación: Penguin Random House Grupo Editorial

ISBN: 978-84-16895-71-7
Depósito legal: B-2.991-2018
Compuesto en M. I. Maquetación, S. L.

Impreso en Gráficas 94, S. L.
Sant Quirze del Vallès (Barcelona)

D O 9 5 7 1 7

Penguin
Random House
Grupo Editorial

GUÍA PARA MADRES REBELDES

MARGA DURÁ

Ilustraciones de
AGUSTINA GUERRERO

Grijalbo

ÍNDICE

INTRODUCCIÓN

POR QUÉ ACABÉ ESCRIBIENDO UN LIBRO SOBRE MATERNIDAD

Cuando me enteré de que me había quedado embarazada, me arrodillé en el suelo, sujeté el test de embarazo con una mano, alcé la otra apuntando al fluorescente del baño y juré: «¡A Dios pongo por testigo que nunca escribiré un libro sobre maternidad!». Bueno, para ser fiel a la verdad, la escena no fue exactamente así, pero juro que el espíritu era ese. Hasta que mi óvulo fue fecundado, como periodista había encontrado un sinfín de temas interesantes y no tenía la más mínima intención de abandonarlos para mirarme, literalmente, el ombligo. Por aquella época, además de escribir artículos de temática variopinta para ganarme las habichuelas, estaba intentando abrirme camino realizando documentales para oenegés en países en vías de desarrollo. Estaba convencida de que mi futura maternidad no podía competir en relevancia con mujeres que montaban talleres de costura en los *slums* de Bombay, o que mi lucha para evitar la flaccidez de mi panza era ridícula en comparación con la que llevaban a cabo los pueblos amazónicos contra las compañías petroleras. Y que conste en acta que sigo pensándolo, aunque a día de hoy también he comprendido que no hay historias grandes o pequeñas y que todo depende de la forma en que se miran y se narran.

Este libro es la demostración empírica de que no soy una dama sureña de resoluciones inquebrantables y de que me faltó tiempo para traicionar mi juramento. En mi defensa alegaré que mi cambio de parecer no fue tan incoherente como puede parecer *a priori*.

Durante el embarazo, no tuve ningún advenimiento que me hiciera barruntar que lo que estaba aconteciéndome era algo tan único que merecía ser explicado al mundo. Sin embargo, sentí que nadie estaba contándome las cosas que a mí, concretamente, me interesaban. ¿Qué debía dejar de comer y por qué? ¿Cuál iba a ser la diferencia real, tanto para mí como para mi bebé, entre bramar pidiendo una epidural o aguantar estoicamente un parto natural? ¿Cómo puede ser que hayamos descifrado el genoma humano, pero no sepamos cuándo va a desencadenarse el parto? Si despejaba lo más pronto posible los interrogantes prácticos, podría centrarme en los existenciales, de tipo: ¿qué tipo madre quiero o puedo ser?, ¿cómo voy a gestionar los cambios que se operarán en mi vida?, ¿quién mató a JFK? Esta última cuestión era de regalo, por si respondía demasiado rápido a las anteriores y me quedaba tiempo libre. En comparación, las preguntas que hacía sobre temas prácticos me parecían sencillas, de respuesta inequívoca, pero más pronto que tarde descubrí que, en las procelosas aguas de la maternidad, nada es sencillo ni inequívoco.

No soy la primera embarazada que se ha enfrentado a la siguiente situación: mi ginecólogo me daba una recomendación que era justamente la contraria que había recibido una amiga mía del suyo. Madres, suegras, tías, hermanas y padres, suegros, tíos y hermanos arrojan consejos categóricos que se parecen entre sí como un huevo a una castaña. Por no hablar de lo que supone consultar cualquier tema por internet, porque la contraposición de opiniones que encuentras no son coto del embarazo, acontecen en casi cualquier tema —sobre todo médico— que se pretenda esclarecer a golpe de tecla.

Dada la imposibilidad de responder a mis sencillas cuestiones con sencillas respuestas, me lancé a la lectura de cualquier manual que abordara el asunto. Me sorprendí al ver que, en muchos de ellos, el lenguaje que se empleaba era más adecuado para mi bebé que para mí. No sé cuál era la edad de las supuestas lectoras, pero la forma en que se dirigían a ellas me hacía temer un peligroso aumento de los embarazos adolescentes (e incluso infantiles). Hablaban del feto como «tu pequeño tesoro» y abusaban sin rubor de las exclamaciones. Y, por si fuera poco, cernían sobre mí terroríficas amenazas: se me podía caer el pelo, podía alumbrar a un «bebé desdichado» o mi hijo podría contraer en mi inocente barriga un sinfín de extrañas enfermedades. ¿Quién quiere saber eso? ¿Y quién, si le sucede, busca respuestas en un libro en vez de coger el portante e irse a urgencias? Sin duda, no era la lectora ideal para ese tipo de libros y me preguntaba si habría más mujeres como yo, que quisieran obtener respuestas sin amenazas ni moralinas.

No me atribuyo la exclusividad de haber sido la única mujer sobre la faz de la Tierra que se ha enfrentado a un batiburrillo de advertencias antitéticas. Esta disparidad de opiniones que circundan el embarazo se ha traducido en una actitud pragmática por parte de las madres: el sacrificio aleatorio. Es mejor renunciar a algo que poner a tu bebé en peligro. Parece lógico y loable. De hecho, es lógico y loable. Aún diría más: es lo más lógico y loable que puede hacerse dadas las circunstancias. Pero ¿es necesario? ¿Está comprobado científicamente? ¿Es en realidad útil? Y llegamos al meollo de la cuestión: decidí escribir este libro para saber qué renuncias tenían sentido y cuáles resultan accesorias, a fin de quitarme y quitar presión.

Es innegable que, en el momento en que dos bípedos adultos deciden perpetuar la especie, tendrán que renunciar a algunas costumbres de su vida anterior para dejar paso a otras. Pero en este punto soy un tanto puntillosa: no deseo sacrificarme más de la cuenta si ello no revierte directamente en el bienestar de mi vástago. Y, por otra parte, también quiero saber hasta qué punto son beneficiosas esas privaciones, si en verdad marcan una diferencia básica o si solo aportan una mejoría que no resulta imprescindible. Y sobre todo detesto entrar en el agravio comparativo, convertir esa renuncia en un baremo para demostrar si una mujer es bastante buena madre o no —una calificación que ya resulta deleznable en sí—. Desgraciadamente, en mi embarazo descubrí que esta es una tendencia muy habitual. Algunas procreadoras hacen proselitismo de sus renuncias y miran por encima del hombro a las que no las llevan a cabo. Dramatizando un poco, esto acaba por crear un clima policial en el que, si tienes una tendencia natural a agradar y justificarte, estás más vendida que una tetera en el Gran Bazar. Mi gran pregunta, que subyace en todo el libro, es: ¿hasta qué punto el sacrificio revierte en el bien del bebé o es una forma de construir un modelo de buena madre abnegada?

Aquí se impone una matización, pues entiendo como sacrificio cualquier acción que se lleva a cabo a contrapelo, y en ese sentido cada persona es un mundo. Pongamos como ejemplo el siempre polémico tema de la lactancia, que se desarrollará más adelante. Para una mujer puede resultar un gran sacrificio pasarse medio año con el pecho en ristre para alimentar a su cría. Para otra, en cambio, dejar de compartir ese gratificante instante con su descendiente tal vez se le haga una montaña. Mi pregunta, por tanto, es: ¿hasta qué punto es necesario hacer una cosa u otra y cómo repercutirá en el bebé? Las dos tienen todo el derecho del mundo a disponer de información rigurosa y después hacer con ella lo que les plazca. Porque, por mucho que se quiera cuidar de manera eficiente del recién llegado, cada persona es como es, e intentar cambiar sin que sea realmente necesario para acallar el qué dirán es la causa de una tensión innecesaria.

Por estas razones, rompí mi juramento de Scarlett O'Hara de tres al cuarto y me enfrasqué en la escritura de un libro sobre maternidad. Por una parte, quería dar con esas esquivas respuestas que se me habían resistido durante la gestación y, además, pretendía averiguar si había alternativas para embarazadas hedonistas. Es decir, si podían hacerse trampas seguras a algunas de las restricciones recomendadas, por si resultaba de ayuda a algún progenitor poco dado al sacrificio, como una servidora. Para ello, tuve que convertirme en una molestamédicos, una *paparazzi* a la caza de eminencias que podían proporcionarme respuestas constatadas. Tuve la suerte de que ninguno solicitó una orden de alejamiento, más bien al contrario, me ayudaron con paciencia en todo lo que les demandé, que no fue poco. Y luego releyeron minuciosamente los capítulos, estucados de chascarrillos y experiencias personales, y sorprendentemente nunca me recomendaron a ningún colega del Departamento de Psiquiatría. Completé la investigación con estudios médicos porque el dato siempre tiene una cualidad tranquilizadora a la par que rigurosa. Y añadí, en algunos casos, lecciones de historia exprés para comprender de dónde venimos y el porqué de algunas presiones sociales.

Para aderezar el plato que estaba cocinando, le agregué abundante humor —la trascendencia suele provocarme indigestión— y un entrante de experiencia personal. No porque mi embarazo fuese ejemplar —como se verá, ni alcanzó a deletrear esa palabra—, sino básicamente porque fue el mío y no tenía otra barriga a la que echarle la zarpa. Todas las preguntas que me planteé y que respondo en el libro nacieron junto a mi descendiente. Así que visitar el lugar del crimen me ofrecía una coartada para exponer de modo más vívido lo que me llevó a plantearlas y cómo afecta a las madres en ciernes el debate social que subyace a estas cuestiones. Además de enumerar las recomendaciones restrictivas y los trucos para zafarse de ellas, muestro dónde se gestan y las reacciones que provocan. Desde mi filtro personal, visito ese territorio en que se deja de ser hija para ser madre, en que se decide, llevada por la intuición, sobre las opiniones ajenas y/o la forma en que se quiere afrontar el hecho de pasar unos cuantos añitos de vida con un ser a medio hornear que depende de una servidora y de su padre.

Abordar esta cuestión no es una tarea fácil, básicamente porque mi generación se enfrenta al hándicap de no poder plagiar modelos. En la mayoría de los casos, nuestras madres, mediante su bienintencionado ejemplo, nos inculcaron la abnegación como sinónimo de maternidad. Muchas fueron las que renunciaron a su vida laboral y social o la esquinaron en pos de nuestra crianza. Ese concepto quedó obsoleto al tiempo que nos quedábamos huérfanas de referentes. Así las cosas, solo restaba construir un nuevo modelo de maternidad con mucho ruido de fondo. La independencia laboral se traduce en autoestima. La dedicación maternal, en plenitud. Pero ese «traductor social» no es de última generación, no resulta tan universal y tiende a una generalización idílica que no siempre satisface las necesidades personales.

La gestación de ese nuevo modelo de maternidad se ve aquejada de una especie de bipartidismo, de una peligrosa polarización que enfrenta dos concepciones que pugnan por devenir paradigma. En un ángulo del *ring* se sitúan las madres que han reclamado su derecho a ser, con todos los respetos, más mamíferas, más ecológicas, a dejarse llevar por sus instintos atávicos, a concentrarse y disfrutar de la experiencia. Enarbolan la bandera de un feminismo que apela más a la protección de la diferencia que a la equiparación. Por ello, son acusadas de acabar con todos los derechos que precisamente la lucha del feminismo les procuró. En el otro ángulo del cuadrilátero se acomodan las que no se sienten tan mamíferas y lidian con la maternidad como una parte más de su identidad. Y a estas, las otras las culpan de haberse vendido al heteropatriarcado, de abandonar su esencia femenina emulando lo más despreciable del modelo masculino. Se trata del gran combate en que no solo se compite por el título de perfecta madre moderna, sino por el de auténtica feminista. Y lo más triste de todo es que no deja de ser un trofeo secuestrado, pues la maternidad, que ocupa unos años concretos de la vida de únicamente algunas mujeres, no puede pretender erigirse en el campo de batalla donde se libra la batalla del feminismo.

Mientras los focos se centran en este combate, hay individuas, como la que firma este libro, que no entran en la pelea, que según el pie con que se levanten son mamíferas, y según el día, todo lo contrario, que bastante tienen con llevar su vida a trancas y barrancas como para ponerse a elucubrar discursos excluyentes sobre la maternidad. Y que además empiezan a estar un poco hasta los ovarios de que ambas corrientes pretendan apropiarse de sus ídem. Y sobre todo de que seamos las propias mujeres las que impongamos a nuestras congéneres un patrón, un traje encorsetado en el que deben embutirse las otras, en vez de ayudarnos a que cada una se confeccione el suyo a medida. Por ello me centro en mi experiencia personal, que no se adscribe a ninguna de las arengas imperantes, y empleo el humor, que es algo que falta en este contencioso. Y me aferro, como a un clavo ardiendo, a la información científica, que es la única que, si no se manipula, no rezuma juicios de valor.

Este libro, como su título indica, trata de madres, pero también pretende hablar de personas que van por la vida negándose a aceptar tópicos y plantándose ante ellos con una buena dosis de rebeldía.

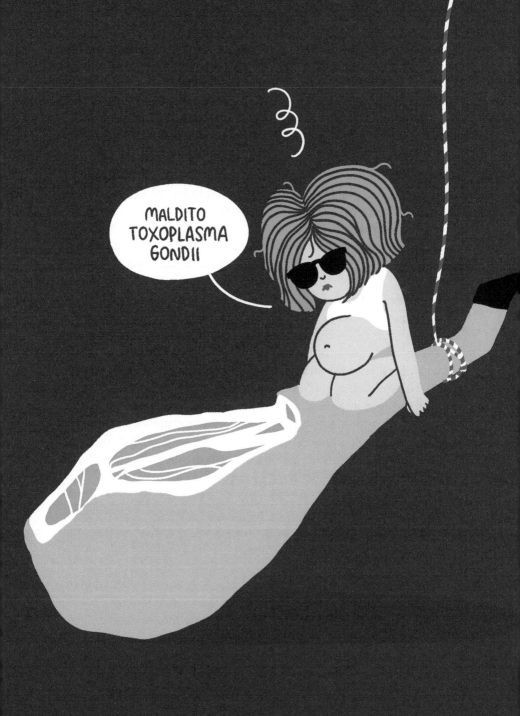

¿QUIÉN ME HA ROBADO MI JAMÓN?

La toxoplasmosis y los anisakis
atacan a las embarazadas

La primera restricción a la que debe enfrentarse una embarazada es a la de orillar ciertos alimentos de su dieta. ¡Adiós, sushi! ¡Adiós, jamón ibérico! ¡Adiós a leer el menú de un restaurante con avidez y libertad! Hay ladrones de jamones, sí, y de sushis, tan desalmados que asaltan a incautas embarazadas. «El jamón o tu vástago», las amenazan. Y ellas les entregan sus lonchas sin dilación, pero con cierto porte épico. Con esa heroicidad femenina, tan doliente, tan de virgen llorona de iglesia gótica. Porque, cuando una mujer decide mantener relaciones sexuales sin preservativo con la insensata intención de perpetuar la especie, entiende el arte. Pero no desde un punto de vista sublime, sino que comprende por qué la pintura clásica es un panfleto de señoras de ojos acuosos y rictus resignados. Pertenecer al sexo que da vida, si no se va con mucho ojo, puede amargar la propia. Y aunque renunciar a un ibérico no sea comparable a cercenarse los pechos y ofrecerlos en una bandeja, el sacrificio está igualmente servido.

Estos «cacos» de alimentos tienen nombres, aunque bastante enrevesados: *Toxoplasma gondii* y *Anisakis*, y son la causa principal de que las gestantes tengan que empezar a tachar manjares de su dieta. Habitualmente no pueden perpetrar grandes delitos, pero, cuando una mujer está encinta, multiplican su inquina. No conocía su existencia cuando me dio por reproducirme, pero no tardé mucho en oír las terribles historias que podía protagonizar si no empezaba a desterrar algunos víveres de la despensa. Y cuando estás embarazada, los narradores de terribles historias salen hasta de debajo de las piedras.

¿QUÉ DIANTRES LES HA PASADO A MIS AMIGAS?

Yo llegué a este gozoso vía crucis del embarazo tarde y despistada. Como quien entra en el cine diez minutos tarde y descubre que no está viendo una comedia, sino una película gore. Confiaba en que lo mejor de ser una madre tardía —me quedé en estado con treinta y ocho años y alumbré a los treinta y nueve— era que contaba con amigas que ya habían pasado por estas lides. Más pronto que tarde descubrí que lo peor de ser madre impuntual era precisamente eso que había sido testigo de las renuncias que ellas perpetraron en pos del supuesto bienestar de su criatura. Y si se me había pasado alguna por alto, se encargaron de recordármela sin escatimar ni un plañidero detalle. «Ahí está el camino. Si no lo sigues, tú misma», parecían cantar como un coro griego.

En el embarazo descubres que tus amigas, que tan optimistas fueron en el pasado, han mutado y se han convertido en pájaros de mal agüero. Se dedican a enumerar todas las incomodidades que deberás sufrir de ahora en adelante. Y las excepciones resultaban aún más inquietantes. Las que no cernían amenazas se ponían cursis sin ambages y hacían que me sintiera culpable por no sentirme la protagonista de un musical simplón. «¡Ay, qué bien, cuqui, debes de estar taaaan feliz...!», exclamaban con una sonrisa beatífica que me producía una ansiedad sorda, porque mis barómetros de «cuqui» y de «feliz» estaban a años luz de sus obesas expectativas. Siempre había sido muy *groupie* del gregarismo femenino, de esa comprensión tácita entre amigas. Pero en aquel momento en que me parecía tan básica, descubrí que había desaparecido. Estaba claro que en esto de la maternidad había dos escuelas: la de las sargentos Ripley (como la aguerrida protagonista de *Alien*) y la de las Candy (como la niña de *Candy Candy*, la serie japonesa de dibujos animados cursilona en los albores del manga). Visto lo visto, me declaré ácrata.

Tanto las Ripleys como las Candys señalaban el sendero de la maternidad como un camino plagado de espinas. La única diferencia era que unas me mostraban con altanería sus heridas de veteranas y las otras intentaban venderme enciclopedias sobre la mística de ser perforada por espinas. No parecía existir una tercera vía más allá de amargarse o regocijarse en el sacrificio. Aun así, me empeciné en encontrarla. Y, de hecho, no escarmiento: sigo en ello, molestando a médicos, rescatando recuerdos e intentando, en definitiva, repasar uno por uno los sacrificios que impone el embarazo para ver si son imprescindibles o no.

Mientras definía mi camino, acepté a modo de Pigmalión a una de mis mejores amigas, que era más bien del tipo Ripley. La llamaremos Profesorahiggins. Ella había pasado buena parte de su primer embarazo en mi casa, mucho antes de que a mí se me pasara por la cabeza la idea de engendrar. Cuando preparábamos bistecs, me daba la impresión de que podría haberme leído todo el *Ulises* de Joyce antes de que ella sacara el suyo de la sartén. ¡Aquello no era un bistec, aquello era lo que quedaba después de un ensayo atómico en el atolón Bikini! La fragancia a carne carbonizada era el nuevo Chanel n.º 5 del embarazo. Y todo porque tenía que quemarle las barbas al avieso protozoo *Toxoplasma gondii*, causante de la temida toxoplasmosis. Esta enfermedad, que afecta a nivel mundial al 30 por ciento de la población, no resulta especialmente grave, pero puede causar malformaciones en el feto si se contrae durante el embarazo. Y de su mano llegan las renuncias primigenias que con el tiempo parecerán irrisorias, pero que en el momento enfocan con luces de neón la palabra «sacrificio».

Profesorahiggins es muy dada a consultarlo todo por internet y, cuando vio las goyescas imágenes de fetos afectados, inmediatamente renunció al embutido, al sushi, y me obligaba a encerrar a mis mininos cada vez que llamaba al timbre. Cuando por fin tuvo a su hijo, no le regalé unos peúcos —siempre me he preguntado para qué quiere unos peúcos un niño que no camina—, sino una generosa bandeja de sushi. La miró con reparo, como cuando a alguien le aseguran que ya puede caminar tras haber llevado el pie escayolado y no acaba de creérselo. Y, de repente, se abalanzó sobre la fuente cual Lobo Feroz sobre Caperucita. Juraría que hasta le salieron colmillos.

Tras esta experiencia, cuando recibí los primeros análisis que demostraban que el *Toxoplasma gondii* no había tenido a bien visitarme por el momento y que, por tanto, podía ser tan inoportuno como para personarse en los subsiguientes nueve meses, tuve ganas de alzar los brazos y bramar: «¡Noooooo!». Pero antes de alarmar a los vecinos con mi grito, preferí ir al ginecólogo y esperar su dictamen.

EN BUSCA DEL FUEGO

Siempre he sospechado que mi obstetra, al que conozco desde mi primera menstruación, fue fuente de inspiración para los guionistas de *House*. De porte quijotesco y expresión impertérrita, es uno de esos especialistas de la vieja escuela que siempre logran que te sientas una histérica cuando haces más de una pregunta. En circunstancias habituales, hubiera enarbolado la bandera del feminismo y me hubiera revuelto cual la niña del exorcista antes de recibir un trato patriarcal. Sin embargo, Midoctorhouse me caía bien y era un gran profesional. Su consulta, para la que no habían pasado las dos últimas décadas, y sus ayudantas refunfuñonas tenían algo sólido y decadente que me reconfortaba. Las consultas diáfanas con asistentes pizpiretas de sonrisa estandarizada y galenos dados al colegueo tienen un aire a plató de televisión que me lleva a desconfiar de sus diagnósticos. Cada una tiene sus manías. Así que me quedé con Midoctorhouse porque, además de haber sido el primer hombre que avistó mi entrepierna, tenía otra característica que siempre he valorado: era tan parco en palabras como laxo en prohibiciones. Se puede decir que fui una afortunada por dos razones: una, porque no me informó absolutamente de ningún peligro, de modo que viví un embarazo de lo más plácido; y dos, más importante, porque tuve la suerte de que nada malo ocurriera.

De modo que, análisis en mano, le pregunté qué trato debía dispensar a mis bistecs. Me miró por encima de la montura de sus diminutas gafas y esbozando una sonrisa irónica me respondió:

—¿Has visto *En busca del fuego*?

—Sí —contesté aliviada, porque esa respuesta me la sabía.

—Pues el fuego se inventó para eso, para cocinar los alimentos. No te comas un *steak* tartar, pero tampoco hace falta que un filete de carne parezca una suela zapato.

Suspiré aliviada y me armé de valor para plantear la siguiente cuestión. Sabía que me la jugaba: dos preguntas formuladas al Midoctorhouse me convertirían en una histérica de manual. Pero siempre he sido un poco temeraria.

—Y... ¿qué hay del embutido?

—¿Tienes pensado ir a la matanza del cerdo? Si no es así y compras embutidos en el supermercado, puedes seguir tomándolos.

Salí de la consulta exultante de alegría y Padredelacriatura y yo nos reímos a carcajadas del ingenio malcarado de Midoctorhouse. Íbamos a ser padres, estábamos felices —aun sin ser «cuquis»— y en ese momento sentíamos que estábamos a punto de protagonizar una película de aventuras.

Soy consciente de que nadie se ha muerto por prescindir de un alimento durante una temporada. Sin embargo, me rebelaba contra mi nuevo estado de receptáculo, contra empezar a restar por algo que había hecho, porque suponía que eso iba a sumar. Puede parecer egoísta, y no digo que no lo sea, pero yo quería que todo siguiera igual. Ahora me doy cuenta de lo ingenua que era: no tenía ni idea de cuánto iba a cambiar mi vida. Y cuando me aventuraba a intentar dilucidarlo, no encontraba ninguna fuente digna de credibilidad. Los libros que consulté sobre maternidad me encasillaban en el papel de «cuqui». Debía sentirme dichosa por mi nuevo estado, por imperativo, y, además, dichosa siguiendo un arquetipo de mujer un tanto infantilizada que escuchaba con regocijo a su cuerpo. Pero yo no me sentía ni gozosa ni preocupada, simplemente estaba embarazada. Mi barriga crecía e iba a ser madre. Era así de sencillo. Me negaba a vivirlo de forma reglada, pero sin ser muy beligerante, con cierta ligereza. Mi embarazo iba por un carril y yo por otro, y cuando llegara el parto, ya nos estrecharíamos la mano.

Durante el embarazo comí lo que me vino en gana, dentro de una alimentación equilibrada, claro está, para gran alarma de mis amigas, que intentaban advertirme de los peligros que se cernían sobre mi hijo dada mi insensata conducta. Recuerdo que, en una ocasión, comiendo con una pareja de amigos, ella se indignó al ver el trozo de carne que estaba a punto de surcar mi boca. Su reacción, un tanto exagerada, hizo que él al final le dijera que me dejara comer tranquila. Pero ella no cejó en su empeño, invadió mi plato con su tenedor para mostrarle que aquel insignificante trozo de carne, que estaba bastante hecho para mi sangrante gusto, podía entrañar aterradores peligros para mi hijo. Me sentí como si una maestra mostrara mi cuaderno en blanco al resto de alumnos y bramara: «¡Mirad, no ha hecho los deberes!». Ese gesto, el de alguien que, por mucho que lo aprecies, se atreve a meter el tenedor en tu plato para demostrar que estás haciendo las cosas mal, hizo que me sintiera terriblemente vulnerable. Era la bienvenida a la maternidad social. Mi plato ya no era mi plato. Mi cuerpo ya no era mi cuerpo.

BIENVENIDA AL CONSEJISMO

Hasta entonces, muchas veces me habían intentado decir lo que deba hacer, y en algunas ocasiones había hecho caso, y en otras había asentido, había rumiado y había decidido embocar justo el camino opuesto. Hay momentos en que necesitas un consejo, y suele darse la tremenda casualidad de que es justamente cuando lo pides. Ni antes ni después. Y, por tanto, si no estás circulando en contradirección o apuntándote a la cabeza con una recortada, considero que no necesitas recomendaciones gratuitas, porque como decía Harry el Sucio en la película homónima (Don Siegel, 1971): «Las opiniones son como los culos: cada uno tiene el suyo». De todas formas, las advertencias aleatorias siempre te hacen pensar y, sobre todo, dudar.

Durante el embarazo, no hay guarida donde refugiarse del consejismo ajeno: cualquier criatura bípeda del planeta Tierra se convierte en el paladín de tu feto. Porque él, aunque no tenga voz, acalla la tuya y sube el volumen de la de los demás. Suena una constante música de fondo: operísticos consejos apocalípticos, jazzísticas recomendaciones sin orden ni concierto o tediosas baladas quejumbrosas. Todo el mundo habla, todo el mundo opina y todo el mundo sabe más que todo el mundo y, por supuesto, que tú. Yo me tapé los oídos y sonreí, dando la razón a unos y otros y sorprendiéndome, íntimamente, de que hubieran dedicado tanto tiempo a pensar en algo que dura solo nueve meses y que lleva haciéndose desde el pistoletazo de salida de la humanidad. Y a veces mi disimulada sordera social fue un gran acierto, pero en otras me privé de una experiencia vicaria que me hubiera sido útil.

Lo más duro de todo es que ahora, tanto tiempo después y con un sanísimo descendiente, no me queda más remedio que reconocer que la amiga que blandía su tenedor para desprecintar mi maternidad social tenía a la ciencia de su lado. Los ensayos nucleares que Profesorahiggins efectuaba en mi cocina también eran acertados. Esperaba que la investigación que llevé a cabo para escribir este libro me permitiera demostrar lo contrario, pero no ha sido así. Mis esperanzas surfearon por el sumidero cuando me puse en contacto con Màrius Vicent Fuentes i Ferrer, profesor de Parasitología de la Facultad de Farmacia de la Universitat de València, y mientras ultimábamos los detalles para entrevistarlo me comentó: «Mi mujer, que también es parasitóloga, me ha pedido que te diga que ella no probó el embutido en todo el embarazo». Y si una parasitóloga renunció a los ibéricos, algo huele a bistec requemado en el embarazo. El pérfido *Toxoplasma gondii* está ahí para hurtarle el jamón a las embarazadas y calcinar sus bistecs. Y Fuentes i Ferrer lo conoce tan profundamente que, si no fuera porque uno mide 1,73 metros y el otro 0,01 milímetros, juraría que han salido de copas juntos en repetidas ocasiones.

Gracias a este especialista descubrí que el taimado *Toxoplasma gondii* y yo tenemos algo en común: nos gustan los gatos, aunque de forma muy diferente. Él es su parásito y puede ir vagabundeando por ahí, de ser vivo en ser vivo, pero su huésped definitivo es el felino. Su príncipe azul tiene bigotes y el parásito se dirige a él saltando de cuerpo en cuerpo, como un don Juan brincando de cama en cama en busca de su doña Inés. Y, a menos que una sea Beyoncé y se dedique a retratarse con tigres, el felino que tenemos más a mano es el gato. Cuando este defeca, libera los ooquistes, unos parásitos microscópicos que pueden infectar entre uno y cinco días.

Fuentes i Ferrer me cuenta una anécdota científica para ilustrar la inquina que tiene el protozoo en cuestión y lo difícil que resulta eliminarlo. En 1995, el Centro para Control de Enfermedades de Columbia Británica, en Canadá, detectó un aumento de la incidencia de casos de toxoplasmosis en los alrededores de la isla de Vancouver. Los científicos hicieron una rueda de reconocimiento, microscopio en mano, entre los sospechosos habituales en estos casos: carne, verdura y lácteos. Pero todos tenían coartada y nada indicaba que estuvieran contaminados ni cerca del lugar del crimen. Entonces examinaron el agua y descubrieron que casi con toda probabilidad era la causante de la súbita epidemia. Y es que en las inmediaciones de la presa de agua hallaron cuatro gatos y cinco pumas que portaban el *Toxoplasma gondii*. La hipótesis, según un estudio publicado en la revista *Pan American Journal of Public*, es que los felinos emplearon la represa como excusado y sus heces contaminaron el agua. A mí, de toda esa historia, lo que más me intriga es saber qué hacían cinco pumas cerca de un depósito de agua, pero esto daría para otro libro. La moraleja es que, pese que el agua había sido clorada, legiones de *Toxoplasma grondii* habían minado la línea defensiva y lanzado un ataque masivo sobre la pacífica población canadiense.

Por tanto, las heces de los gatos son una bomba de relojería y, ante la posibilidad de que puedan contaminar cualquier espacio en que habita una embarazada, la recomendación general de los médicos es que las gestantes envíen de vacaciones a sus mascotas durante nueve meses e incluso un poco más, porque a lo largo de la lactancia también pueden hacer de las suyas. A mí me parecía tristemente paradójico el hecho de tener que desprenderme de los seres vivos a los que había cuidado hasta el momento para proteger al que tendría que cuidar en los siguientes años.

En una rocambolesca asociación de ideas, me viene a la cabeza *24*, la serie protagonizada por Kiefer Sutherland en la que siempre debía detener a un terrorista dispuesto a acabar con el mundo libre. Por lo general, ningún espectador hubiera aprobado el uso de la tortura, pero Jack Bauer (el protagonista) proponía un dilema moral que te posicionaba a favor: «Si no torturamos a este hombre, una bomba nuclear estallará en Los Ángeles y morirán miles de inocentes». «Pues nada, a hacerle cosquillas eléctricas o cualquier otra perrería a ese individuo», justificaba la conciencia del espectador que había caído de bruces en la trampa ideológica de los guionistas.

Salvando las distancias, se me antoja peregrinamente similar el mecanismo que se activa al tomar la decisión de despedir a los gatos. En circunstancias habituales, nunca se abandonaría a una mascota y parecería despreciable que alguien lo hiciera, pero, ante la posibilidad de que un niño pueda padecer malformaciones, la coacción es tal que tomas una decisión que en muchas ocasiones no tiene nada que ver ni contigo ni con lo que eres. Son esas leves transformaciones de los principios, de las que no se puede culpar ni al heteropatriarcado ni a Jack Bauer, las que me resultan más amargas.

De todos modos, existen atajos para no acabar perpetrando exilios gatunos. De hecho, este libro va precisamente de cómo hacer trampas, de cómo conseguir que algo que lo cambiará todo no cambie lo colateral. Yo, por ejemplo, seguí conviviendo con mis dos mininos y mi pareja se ocupó de todo lo relacionado con sus excreciones, lo cual no supuso una renuncia especialmente dolorosa para mí. Él aceptó el trabajo sucio sin rechistar, pues ninguno de los dos queríamos deshacernos de nuestros destrozasofás. Fuentes i Ferrer me confiesa que hizo lo propio cuando su mujer se quedó embarazada. «Si llevas viviendo años con el mismo gato y no has pasado la toxoplasmosis, es porque seguramente el animal no la tiene. Y si no sale de casa, no hay muchas posibilidades de que se contagie. Pero, cuando se dan recomendaciones, no pueden hacerse matices. Si tienes gatos callejeros, por ejemplo, las posibilidades aumentan y el riesgo es grande», explica.

Mis dos gatos estaban más aburguesados que Cayetano Martínez de Irujo. Eran carne de sofá, y para conseguir que se aventuraran al mundo exterior hubiera hecho falta que los desalojara un cuerpo de antidisturbios con muy malas pulgas. Así que no los despedí llorosa y no tuve que empezar a cuidar dejando de cuidar, que era lo que más me atormentaba. De hecho, según se cita en algunos estudios,[1] la mayoría de infecciones provienen de la carne mal cocinada y de los productos infectados por la tierra, y los felinos domésticos apenas se mencionan.

MÉTODO TORQUEMADA Y MÉTODO STALIN

Desentrañado el misterio de los gatos (el de los pumas seguramente será un enigma que me acompañará hasta el final de mis días), la siguiente cuestión es: ¿y qué tienen que ver los felinos con los bistecs calcinados? Pues que los gatos silvestres son capaces de contaminar absolutamente cualquier alimento solo con defecar sobre él, en cualquiera de los pasos de la cadena alimentaria. Unos hierbajos que les hagan las veces de retrete, pueden acabar en el hocico de un cerdo o una ternera. Y como el *Toxoplasma gondii* es tan ladino como diminuto, resulta muy difícil de detectar. Únicamente hay dos formas de que muera: a una la he llamado «método Torquemada» y a la otra «método Stalin».

El método Torquemada consiste en quemar el bistec como si fuera una desventurada bruja en la hoguera. La temperatura interna debe llegar a los 65,5 °C, por lo que no debe quedar ni rastro del color rojo. Así el *Toxoplasma gondii* pasa a mejor vida. La otra forma de aniquilarlo, el método Stalin, es justamente lo contrario: desterrarlo a un gulag siberiano y, si no se tiene ninguno a mano, usar el congelador. Eso sí, tiene que garantizarse que la temperatura alcance los -20 °C y dejarlo ahí entre uno y tres días. Los congeladores de tres estrellas llegan a -18 °C, y los de cuatro a -24 °C, aunque esto puede oscilar,

---

[1] L. Mandelbrot, *Toxoplasmosis y embarazo*, EMC - Ginecología-Obstetricia, 50 (4), 2014, pp. 1-12, [Artículo E - 5-018-A-55].

dependiendo de la cantidad de alimentos que aloje el frigorífico y las veces que este se abra. También es posible someter al embutido al método Stalin para que la embarazada no deba privarse de un buen bocadillo de jamón. Después tendrá que procederse al descongelamiento paulatino visitando la nevera.

De todas maneras, por mucho que se dominen a la perfección los métodos Torquemada y Stalin, sigue habiendo amenazas que resultan difíciles, por no decir imposibles, de controlar. El agua, por ejemplo, aunque sea embotellada. Fuentes i Ferrer asegura que el parásito a veces logra escapar a los filtrados, aunque es difícil que se repitan las circunstancias para que un puma o un gato esparzan sus excreciones. Y en cuanto a las verduras y las frutas sin piel, la recomendación de limpiarlas es insuficiente para el resistente *Toxoplasma gondii*, que se las sabe todas. Se aplica esta medida, según Fuentes i Ferrer, porque es higiénica y puede librarnos de otros males. En el fondo, no es posible asilar a la embarazada del mundo y siempre habrá variantes incontrolables.

EL *MODUS OPERANDI*

Esto respecto a la forma de desplazarse del parásito; ahora ha llegado el momento de desvelar su *modus operandi*. Cuando el *Toxoplasma gondii* se asienta en un humano, empieza a multiplicarse, mediante unas células de reproducción rápida (taquizoitos), como si no hubiera un mañana. Monta una auténtica fiesta, un Woodstock de parásitos que dura entre una y tres semanas. Es la fase aguda de la infección y los síntomas son tan diversos como difusos. Puede ser asintomático o producir un cuadro clínico similar al de un constipado o una gripe. En casos muy severos, que acostumbran ser la excepción, puede provocar un déficit de atención que según los estudios clínicos se ha relacionado con accidentes de tráfico y laborales.

Curiosamente, las investigaciones del *Toxoplasma gondii* en ratones llegan a conclusiones que ratifican el carácter inicuo del protozoo. Básicamente, en los roedores se identifican dos síntomas: aumento de la agresividad y pérdida de miedo ante el depredador. Algunos científicos apuntan que este comportamiento podría ser una respuesta evolutiva del parásito, pues, si el ratón no teme al gato y este acaba devorándolo, el parásito habrá conseguido su finalidad: habitar en el cuerpo del felino, su huésped definitivo. Ni Cersei, la malvada reina de la serie *Juego de tronos*, habría podido orquestar un plan tan maquiavélico. De todas formas, se trata de una hipótesis.

En los humanos, una que vez el sistema inmunológico detecta al parásito, envía una respuesta contundente, un ejército de defensores que provocan que el *Toxoplasma gondii* se achique y cambie las células de reproducción rápida por otras mucho más lentas, los bradizoitos, que se enquistan, ya sea en la fibra muscular, ya sea en la cerebral, y son prácticamente abisales. Se quedan agazapados, con la vana esperanza de que algún día el sistema inmunológico ceda, pero esto no sucederá jamás de los jamases. Aunque la persona vuelva a contagiarse, el parásito no tendrá nada que hacer más que irse castigado al rincón del pensar, enquistado de por vida. La única excepción se da en las personas que padecen algún tipo de enfermedad que no permite que su sistema inmunológico actúe eficientemente.

La cuestión se complica, y mucho, cuando el contagio se produce durante el embarazo; los efectos dependerán de la etapa de gestación en que haga su aparición el parásito. Desde dos semanas antes de la concepción hasta el tercer mes es cuando su efecto resulta más devastador, pero también cuando su incidencia es más ínfima. Únicamente entre el 10 y el 15 por ciento de infestaciones se producen en este período. Las células de reproducción rápida atraviesan la placenta y, en cambio, la respuesta inmunológica de la madre no puede franquearla, por lo que el feto queda a merced de la infección. Lo más frecuente en estas ocasiones es que el feto desarrolle malformaciones que acaban en un aborto espontáneo. Fuentes i Ferrer señala que hay casos en que la madre ni siquiera es consciente de que está embarazada y tiene pérdidas que en realidad son un aborto involuntario.

Durante el segundo trimestre del embarazo es cuando se concentran entre el 25 y el 30 por ciento de los contagios y las consecuencias son muy severas: hidrocefalia, microcefalia, colioretinitis, convulsiones... Generalmente, el ginecólogo identificará estos síntomas mediante la ecografía u otro test prenatal.

En el tercer trimestre los efectos son más leves, en comparación con los anteriores, y la incidencia es mayor; entre el 40 y el 60 por ciento.

El bebé quizá no tenga síntomas al nacer, aunque más adelante tal vez presente secuelas neurológicas e incluso problemas oculares que pueden manifestarse en la edad adulta. Esto es lo mismo que puede acontecer durante las primeras semanas de lactancia, cuando el bebé aún no ha desarrollado su sistema inmunológico.

A la luz de las investigaciones, un bistec zapato no parece tan mala alternativa. Pero, antes de que la toxoplasmosis se convierta en una obsesión, es necesario repasar los datos de su incidencia. Según el estudio «Tratamiento de la toxoplasmosis durante el embarazo»,[2] que analiza los diferentes ensayos clínicos, de dos a ocho gestantes por cada mil padecen esta enfermedad. Y ahora vienen las buenas noticias: únicamente en un tercio de los casos el *Toxoplasma gondii* afecta al feto. Por ello existe una corriente de ginecólogos que consideran que se ha abortado en exceso por esta razón. En más de una veintena de países europeos y en Estados Unidos, ni siquiera se practica el cribado (es decir, los análisis para saber si la madre es inmune o no) y las embarazadas no siguen ninguna restricción alimenticia. Sin embargo, también ha de tenerse en cuenta que la toxoplasmosis no afecta por igual a todos los países. En el sur de Europa tiene una incidencia del 54 por ciento, mientras que en el norte se reduce a un 5-10 por ciento, según el mencionado estudio. La causa es la diferencia de las culturas culinarias. En España no fue hasta 1993 cuando se inició el cribado de esta enfermedad, por eso, nuestras predecesoras comían lo que les placía sin que nadie esgrimiera ningún tenedor sobre su filete.

Es cierto que las probabilidades son escasas, pero también lo son respecto a que te toque la lotería, y no por ello dejamos de comprarla. Cuando una mujer está embarazada, la remota probabilidad de que algo de lo antes descrito pueda sucederle a su bebé resulta más aterradora que toparse con Freddy Krueger en un callejón lóbrego y poco transitado. Sobre todo, teniendo en cuenta que la medicación que suele recetarse en estos casos (espirimicina, que reduce la transmisión

[2] «Tratamiento de la toxoplasmosis durante el embarazo», Glòria Remesar Navarro e Imma Danés Carreras para el Servicio de Farmacología Clínica, Fundació Institut Català de Farmacologia, Hospital Universitari Vall d'Hebron, Barcelona, julio de 2009.

al feto, o primetamida y sulfadiazina, que se prescriben a partir del tercer trimestre si ya ha traspasado la placenta) no se ha mostrado realmente eficaz, según el estudio citado. Para que lo fuera, tendría que tomarse justo en el momento de la infección, y esta es muy difícil de detectar. Los laboratorios no están por la labor de invertir en investigación, debido a la baja incidencia de la enfermedad. Los casos de trasmisión al feto son tan escasos que la inversión no resultaría rentable.[3]

¿Y QUÉ HAY DEL SUSHI?

Así que la única medida que nos queda es la prevención: solomillos incinerados, despido libre para los mininos y embutidos desterrados a un gulag. Pero hablando con Fuentes i Ferrer descubrí un destello de esperanza, algo que me permitiría redimirme de mi inconsciente dieta durante el embarazo: los peces no pueden contraer la toxoplasmosis. Por mucho que el parásito se dedique a contaminar el agua, no tiene nada que hacer con los habitantes marinos, pues es incompatible con ellos. ¿Entonces por qué nos recomiendan que incineremos el pescado y que no lo tomemos crudo?

Me volvió a la cabeza la imagen de Profesorahiggins comiendo sushi, justo después de haber dado a luz, como si se tratara de pastillas Juanola, y me propuse averiguar si todas sus privaciones tuvieron sentido o no. Y fue entonces cuando descubrí a los *Anisakis*, otros parásitos mucho menos refinados que el *Toxoplasma gondii*. Sería como comparar a Audrey Hepburn con Kim Kardashian. *El Toxoplasma gondii* apenas mide 0,01 milímetros, por lo que es capaz de colarse en casi cualquier lugar sin dificultad. Sin embargo, los *Anisakis* son nematodos, es decir, gusanos, y llegan a medir hasta tres centímetros, por lo que discretos no son. Para atravesar la placenta necesitarían un equipo de espeleología y, sin embargo, han encontrado otras formas de dar guerra y de robarles alimentos a las gestantes.

Para ilustrarme sobre el tema, contacté con la Van Helsing de los *Anisakis*, María Teresa Audicana, médica del Servicio de Alergología e

[3] Art. cit.

Inmunología del Hospital Universitario de Álava (HUE). Hace veinte años, cuando el sushi sonaba a nombre de un grupo *grunge* y los *Anisakis* deambulaban por la vida de incógnito porque nadie los reconocía, ella inició su particular cruzada. Como suelen empezar todas las aventuras, «parecía una mañana normal, como cualquier otra», y en el hospital en que trabajaba se llevaba a cabo una sesión clínica. Se presentó el caso de una mujer que había sufrido en repetidas ocasiones una reacción alérgica grave con urticaria y desmayos. Siempre había coincidido con que había tomado merluza, pero había otras veces en que también había ingerido ese pescado y no había padecido tales síntomas. Se le practicó un estudio exhaustivo y se encontró que tenía los niveles de anticuerpos tipo IgE altos, lo que suele ocurrir cuando se albergan parásitos.

Entonces, a Audicana le vino a la cabeza un recuerdo, como la magdalena de Proust, y rememoró una ocasión en que ella y su hermana descubrieron in fraganti a unos gusanos merodeando por un pescado. Cuando lo expuso, sus compañeros la miraron extrañados: «¿Gusanos en el pescado?». A sus colegas les resultaba ciertamente extraño, así que llamó a su hermana, que entonces vivía en Glasgow y era veterinaria, para recordarle la anécdota e intentar relacionarla con el caso que estaba tratando. En Gran Bretaña, el sushi no sonaba a grupo *grunge* y era más habitual que en nuestras latitudes, por lo que la hermana le explicó que seguramente se trataba de *Anisakis* y le envió toda la información que tenía sobre el parásito en cuestión, basada principalmente en análisis realizados en Japón. A partir de esos estudios clínicos fueron tratando a la paciente, pero Audicana se había propuesto sacar de la clandestinidad a los *Anisakis*. Ese mismo verano pidió a todos los pescaderos del lugar que le enviaran esos gusanitos rosáceos que hacían surf sobre sus pescados. Los sumergió en formol y se fue a Inglaterra cargada con aquel curioso maletín propio de Mary Poppins. Su hermana la puso en contacto con el doctor Malcolm Kennedy, especialista en enfermedades parasitarias de la Universidad de Glasgow. «Y allí que me presenté, con mis botes, mis bichos y mi inglés macarrónico», recuerda Audicana, que actualmente es una de las mayores expertas de nuestro país en estos parásitos. Kennedy había identificado la parasitación de *Anisakis* en otros animales como los ratones, pero hasta el momento no había tratado el tema con humanos. Y tenía un problema: no podía reconocer al pará-sito. Sabía muy bien de las atrocidades que cometía, pero no lo había mirado nunca a los ojos. Así que propuso a Audicana que enviara a sus «bichos» al Museo de Ciencias Naturales de Londres, donde les otor-garon, sin la menor duda, el pedigrí de *Anisakis*.

Mucho ha llovido en las últimas dos décadas: el *grunge* ya no está de moda, Sarajevo es un destino turístico, todo el mundo sabe que Leonardo DiCaprio muere al final de *Titanic* y a las embarazadas se les recomienda no tomar pescado crudo. El *Anisakis* únicamente tie-ne responsabilidad en este último hecho. Y aunque el sushi se ha lle-vado toda la mala prensa, podemos encontrar este parásito en el arenque, la sardina, la anchoa, el salmón, el abadejo, la merluza, la bacaladilla, la locha, la caballa, el bonito o el atún, el rape, el rodaba-llo, el jurel y los calamares. En definitiva, en cualquier pescado a ex-cepción de los crustáceos, los bivalvos (ostras, almejas, mejillones, berberechos...), el salmón de piscifactoría y los peces de río (trucha, carpa...). De todas formas, los más peligrosos son los que ingerimos crudos: los boquerones en vinagre, el ceviche, los arenques salados y, sí, el sushi y el sashimi. Se pueden colar ahí, aunque realmente los hu-manos interesamos más bien poco a los *Anisakis*, que van en busca de su huésped definitivo: los mamíferos marinos (ballenas, delfines, mar-sopas, orcas, narvales...). Ellos son su amor verdadero y los humanos venimos a ser como ese alguien con quien se ha tenido un encuentro fugaz de una noche y al que a la mañana siguiente quiere dejársele claro que uno no se siente cómodo a su lado, y al que se le empiezan a lanzar hirientes pullas para que haga mutis por el foro. Según el caso, tales pullas se limitan a un «Sabes dónde está el metro, ¿no?», pero en el peor escenario se encargan de hundir a conciencia a la persona con la que no se está a gusto.

Las reacciones que provocan dependerán de diversos factores. Puede que la persona que lo ingiera no tenga alergia y el parásito ya esté muerto. Entonces, aquí paz y después gloria: no sucede absoluta-mente nada. Sin embargo, también puede darse el caso de que esté vivito y coleando y que el sujeto que lo ingiera no tenga alergia. El cuerpo humano no es el mejor paraje para el *Anisakis*, que luchará inútilmente por adaptarse y tal vez produzca pequeñas úlceras e in-cluso algún edema local, pero pronto le llegará su hora y no sobrevivirá más de quince días. En ese tiempo puede provocar síntomas leves, como dolor abdominal, o también algunos más graves, como apendicitis.

El cuadro se complica si el sujeto que lo ingiere (esté vivo el parásito o no) es alérgico a él. El *Anisakis* es un ser complejo —no por sus razonamientos filosóficos, sino por su composición— y cuenta con innumerables proteínas, por lo cual resulta difícil saber cuál es la chispa que hace explotar la dinamita de la alergia. Urticaria, dolor de estómago, diarreas, pérdida de conocimiento o problemas cardíacos son algunos de los síntomas que padecen los alérgicos.

Y, como siempre, estar embarazada no es un buen momento para convertirse en un hotel de *Anisakis*. «En casos extremos y muy minoritarios, puede producir contracciones en el útero que provoquen un aborto. En general, requiere un tratamiento con corticoides y adrenalina que no es adecuado para las gestantes. Sin embargo, aunque deben de extremar las precauciones, no son el grupo de riesgo, puesto que la alergia suele manifestarse entre los cuarenta y los setenta años», explica Audicana.

En ese «extremar las precauciones» es donde se vislumbra un atajo para que las madres que no abracen el sacrificio puedan seguir alimentándose casi como alegres comadres no fecundadas. De nuevo volvemos a los métodos antes descritos: Torquemada y Stalin, hoguera o congelación. Las temperaturas son las mismas que se emplean para darle plantón a la toxoplasmosis. Cuando se ingiere pescado crudo (boquerones, sushi o sashimi) en un restaurante, por ley deben haber sido congelados previamente, y muchos establecimientos muestran un sello donde se acredita.

Al final del recorrido por este desfile de los cacos de alimentos de las embarazadas, nos encontramos con el bacilo *Listeria monocytogenes*, causante de la listeriosis, una enfermedad muy minoritaria (en Europa tiene una prevalencia de tres casos por cada millón de habitantes y en España de 0,5 por millón de habitantes), pero que siente especial querencia por las embarazadas, que presentan entre diecisiete y veinte veces más la posibilidad de desarrollarla. Los daños que pueden ocasionar al feto van desde el aborto espontáneo hasta la meningitis, pasando por lesiones cutáneas, síndrome del distrés respiratorio o parto prematuro. Para evitarla, a la lista ya conocida de cuidados con la carne y el pescado se ha de añadir la de ingerir únicamente productos lácteos si están pasteurizados.

POR SI ACASO...

Con toda esta información dando vueltas como una centrifugadora en mi sesera, no pude evitar sentir la punzada de la culpabilidad retroactiva —que es la más inútil de todas— por mi descerebrada alimentación cuando estaba embarazada. Para acabar con ese sentimiento, invité a Profesorahiggins a cenar a un restaurante japonés. Ella ingería el sushi con tal fruición que me temía que en cualquier momento levitara extáticamente sobre la mesa y yo tuviera que pergeñar alguna explicación coherente que dar al atento camarero. No me cabe duda de que es su manjar preferido y que debió suponer una gran tortura para ella privarse de ese plato durante el embarazo. A traición, aproveché para exponerle las conjeturas a las que había llegado.

—Si hubieras sabido que con congelarlo adecuadamente bastaba, ¿habrías dejado de comer sushi? —le pregunté tras soltarle una perorata sobre pumas y nombres de grupos *grunges*.

—Sí, lo hubiera hecho de todas formas, por si acaso —me respondió hincándole el diente al último maki.

El himno del embarazo es el «por si acaso». A su son, las madres renuncian a cualquier cosa o demandan todo tipo de pruebas superfluas, como se verá en el siguiente capítulo. Por ello, lo que resulta imprescindible es disponer de la información para posicionarse libremente, que no se prohíba sin matices o se acalle la preocupación sin más. El «porque sí» y el «tú no te preocupes» son respuestas paternalistas que abundan durante el embarazo. Y en ocasiones, si se ha bajado la guardia, se acatan sin más, como si por el hecho de que la barriga aumente disminuyera la capacidad de discernir. Yo me tragué de un bocado el «tú no te preocupes» con un buen trozo de jamón de guarnición, y ahora estoy segura de que hubiera congelado los alimentos si alguien —preferiblemente un señor o una señora con título y/o bata blanca— se hubiera tomado la pequeña molestia de explicármelo.

Con esta información, las Ripleys y las Candys tienen todo el derecho del mundo a atrincherarse en el «por si acaso» desde sus supuestas posiciones enfrentadas. Y las ácratas, como una servidora, también podemos andar buscando atajos y haciendo trampas si consideramos que hay garantías de que la criatura estará a salvo. La renuncia ofrece esa certeza sin ambages y obsequia con una aparente sensación de control. Digo «aparente», pues pueden presentarse muchas otras complicaciones que no salen en el guion. Las tretas también actúan como tranquilizador placebo, que sirve para imaginar que tampoco cambiarán tantas cosas como se auguran. En ambos casos estamos tomando la parte por el todo, buscando una reconfortante metonimia para adentrarnos en los senderos de la maternidad. Porque, no nos engañemos, de aquí a veinte años, difícilmente una de las mil cosas que podrá reprocharnos ese feto ya talludito será «Mi madre congeló el sushi y siguió comiéndoselo» o «*Mi madre dejó de tomarlo por mí*».

Este capítulo ha sido revisado por:
Màrius Vicent Fuentes i Ferrer, profesor de Parasitología de la Facultad de Farmacia de la Universitat de València.
María Teresa Audicana, médica del Servicio de Alergología e Inmunología del Hospital Universitario de Álava (HUE).

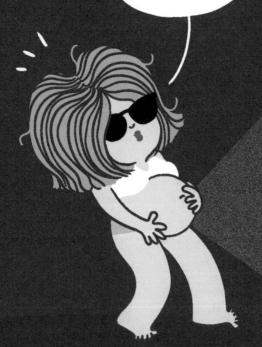

Cuando las barrigas dejaron de ser opacas

Las pruebas de diagnóstico prenatal

Mi abuelo materno soñaba con tener un Scalextric, pero era consciente de que con cincuenta y un años no estaría muy bien visto que un respetable caballero se pusiera a jugar con cochecitos. Así que, cuando mi madre se quedó embarazada, rezó para que alumbrara un varón que le proporcionara la coartada ideal para abstraerse del mundo montando pistas y repintando vehículos. Imaginó tardes de sábados salpicadas de aullidos de motores y complicidad varonil. Sus plegarias no fueron atendidas. Nací yo, sin escroto ni similares y en una época en que aún no se hablaba de juguetes sexistas, por lo que estaba condenado a que la banda sonora de los sábados fuera la del tintineo de los platos de una cocina de juguete. Mi madre conocía los deseos ocultos de su padre. Por ello, cuando se despertó de una complicada cesárea y le comunicaron que había tenido una niña, le dijo: «Ahora no podrás montar tu Scalextric». Mi abuelo le acarició en la mejilla y le respondió: «Es una niña preciosa y está sana. Soy muy feliz». Mi abuelo paterno encajó peor el hecho de que de mi entrepierna no pendiera accesorio alguno. «A ver qué hacen tus hermanos, porque de momento no se garantiza la continuidad del apellido», le espetó a mi padre. Por suerte, mi progenitor era el mayor de tres hermanos, y los dos restantes tuvieron a bien rescatar a la especie Durá de la extinción con cuatro hombretones que garantizaban la continuidad de un apellido que a mi abuelo, por alguna razón que se me escapa, se le antojaba tan insigne.

No estoy en absoluto traumatizada por el hecho de que en mi familia desearan un varón, costumbre habitual en aquellos años, y estoy convencida de que ninguno de mis desequilibrios actuales se debe a que deambulo por la vida envidiando penes. Tuve una fascinante relación con mi abuelo materno, plagada de confesiones y comprensiones, que quiero pensar que le entretuvo más que el anhelado Scalextric. Y, por otra parte, siempre recordaré que mi abuelo paterno me regaló para mi comunión, poco antes de morirse, una máquina de escribir. Nadie entendió aquel estrambótico presente para una niña de siete años, pero a mí me llenó de ilusión, y siempre he adornado la anécdota como una premonición de lo que yo sería en el futuro. Daba igual que fuera hombre o mujer; si quería escribir, ahí estaba aquella flamante Olivetti azul perla unisex. Tal vez, por esperar un varón, mi familia me educó sin cortapisas, dando por hecho que podía hacer cualquier cosa que me propusiera sin volver a aludir a mi género. En el fondo, salí ganando.

CUANDO SE DESCUBRIÓ EL GÉNERO
DE LOS FETOS Y UNAS CUANTAS COSAS MÁS

Si recurro a esta anécdota, por tanto, no es para desenterrar un trauma inexistente, sino para ilustrar cómo han cambiado las pruebas de diagnóstico fetal en apenas una generación. Y lo que ha supuesto, entre otras muchas cosas, conocer el género del futuro miembro de la familia antes de que este hiciera los honores y se presentara.

Yo, por ejemplo, deseaba tener una niña. La imaginaba, ya adolescente, robándome vestidos de mi armario y pidiéndome consejos de maquillaje, y esas frívolas imágenes inventadas me arrancaban una sonrisa bobalicona. Es más que probable que ella no hubiera tenido ningún interés en mis ropajes y hubiese preferido usar el mismo tono de pintalabios que sus amigas. Nunca lo sabré porque al final alumbré un varón. Recuerdo el momento en que, ecógrafo en mano, Midoctorhouse anunció el género de mi feto.

—¿Está seguro? —insistí sin acabar de creérmelo.

—Claro que lo estoy, soy médico —respondió crispado, pues la paciencia no se cuenta entre sus múltiples virtudes.

—Pues yo soy la madre y creo que se equivoca —contesté con chulería torera, sin ápice de lógica, en un ataque de enajenación de discriminación positiva.

—¿Ves esto de aquí? —refunfuñó señalando el pene de mi feto—. Pues está claro que va a ser un niño. —Y zanjó la absurda discusión.

Y en ese momento me despedí de mis expectativas: ya no tendría una pequeña ladronzuela de vestidos y barras de labios. El embarazo está empapelado de expectativas que acaban siendo la madre del cordero de tensiones y decepciones. La de mis abuelos era contar con un machote más en la familia. La mía, alumbrar a un ser que ostentara una posición similar a la mía ante el mundo. Yo tuve casi cinco meses para hacerme a la idea de que no sería así, mientras que mis abuelos contaron con apenas unos segundos para ubicarse en el nuevo escenario. Esto constata la diferencia que han marcado las pruebas prenatales en apenas una generación. Pero saber el género de la criatura no es más que la punta del iceberg. Hasta mediados de los años ochenta, poco sabían los padres del curso del embarazo hasta que les depositaban un bebé berreante en los brazos. Y lo más complicado: al médico le ocurría lo propio. En esa década, la medicina incorporó diferentes técnicas que hicieron transparentes las barrigas de las gestantes.

La historia de estos hallazgos se remonta a varias décadas. Durante la Segunda Guerra Mundial, un médico británico de origen escocés llamado Ian Donald (1910-1987) sirvió en la Real Fuerza Aérea (RAF) y trabajó con el radar y el sonar (navegación por sonido). El galeno vislumbró que aquellos instrumentos podían tener una aplicación menos bélica y más médica, y, tras varios experimentos, en 1959 obtuvo las primeras mediciones de la cabeza de un feto. Este hecho supuso el pistoletazo de salida de la ecografía moderna. Evidentemente, este es un somero resumen de la historia de la ecografía, al que podría añadirse una lista más larga que la de los reyes godos de investigadores que posibilitaron antes y después la llegada del milagroso artilugio. Sin embargo, el doctor Donald fue el que se mostró más decidido a emplearlo en el campo de la obstetricia, y por ello se le ha ungido como el padre de la ecografía moderna.

El invento fue de gran utilidad para los investigadores que andaban desarrollando la amniocentesis, es decir, la extracción del líquido amniótico a través de una punción en el vientre de la embarazada que permitía practicar un análisis genético —aunque, en aquellos tiempos, la genética usaba pañales—. Otro médico británico, Douglas Charles Aitchison Bevis, había realizado ya en 1952 la primera con propósitos diagnósticos. No debía ser especialmente agradable pinchar el abdomen de una embarazada a lo Steve Wonder, sin saber exactamente dónde se clavaba la aguja. Contar con los ecógrafos facilitó también la evolución de esta técnica, que paralelamente fue afinando el cribado genético. Así que, gracias a la evolución científica, llegamos a bien entrados los años ochenta con dos potentes métodos de diagnóstico fetal. Por otra parte, en 1985 se aprobó en nuestras latitudes la ley del aborto, que permitía la interrupción del embarazo en caso de violación, de que el feto presentara problemas físicos o psíquicos o de que la gestación encarnara un peligro físico o psíquico para la madre. Con lo cual, en caso de que hubiera alguna complicación en el desarrollo fetal, los progenitores podían decidir entre abortar o prepararse para la llegada de un hijo con necesidades especiales.

A partir de la década de los ochenta, las madres empezaron a volverse tardonas y entonces estas técnicas desempeñaron un papel importante. Según datos del Instituto Nacional de Estadística (INE) en 1975 solíamos engendrar con 25,2 primaveras; en 2014 lo hacíamos con 30,6 otoños. Ya se sabe cómo se hacen las medias: si hay dos personas y un pastel y una de ellas se lo zampa, la encuesta siempre dirá que cada una ha ingerido media porción. Las mayores de treinta y cinco, que lucían barriga e incipientes canas, proliferaron en las consultas ginecológicas con los carrillos a rebosar de la tarta de las más jóvenes. La sociedad y los galenos no estaban acostumbrados a aquella maternidad tardía, así que empezaron a intuir que la edad de la madre podría influir en el resultado final y que el feto quizá sufriría alteraciones. Pero no era un problema, pues ahí estaba la recién estrenada amniocentesis, dispuesta a detectar cualquier anomalía. De este modo, la prueba se convirtió en el ritual de paso de las madres viejunas, como la que firma este libro. De hecho, la ciencia no nos llamaba «madres viejunas», sino «primíperas añosas», que suena más fino. La cuestión era que, si sobrepasabas los treinta y cinco, la amniocentesis se recomendaba fervientemente para que comprobaras que tu hijo no estaba afectado de la trisomía 21 (síndrome de Down) o de la 13 y 18,[4] que implican anomalías incompatibles con la vida. Se daba por hecho que a esa edad las probabilidades de desarrollar estas patologías eran mayores.

Actualmente, la amniocentesis está más pasada de moda que el Fotolog, y el Instagram de las pruebas de cribado es el *screening* combinado del primer trimestre, conocido popularmente como triple *screening*, del que se hablará más adelante.

La «amnio» —como la llamamos familiarmente sus conocidas— nunca fue una prueba especialmente simpática. A la mayoría de las madres no les resulta grato que les introduzcan una aguja en el abdomen para extraer líquido amniótico sabiendo que, además, entraña un riesgo de aborto. Sin embargo, durante más de dos décadas, supuso un gran avance, y era la única forma de comprobar si todo iba bien por ahí dentro.

---

[4] La trisomía 13 es la causante del síndrome de Patau, que conlleva anomalías del sistema nervioso, cardíacas, en el rostro y las extremidades, y supone una mortalidad del 80 % en el primer año de vida. La trisomía 18 causa el síndrome de Edwards, que conlleva malformaciones físicas de diferente índole y, por lo general, solo el 10 % de los aquejados sobrevive al primer año.

Esta impopular prueba, más allá de su efectividad, recordaba que la madre en ciernes tenía una edad, que había llegado tarde a la cita con la maternidad y que esta estaba observando el reloj mientras repiqueteaba impaciente con los dedos sobre la mesa. Gracias a los avances de la medicina, este recordatorio tan físico está en período de extinción, pero las prisas y los retrasos siguen rodeando la decisión de procrear.

SER O NO SER MADRE

Cuenta la leyenda que hay un momento en la vida de una mujer en que siente unas ansias irrefrenables de abrazar a la sangre de su sangre. Yo esperé ansiosa ese revelador instante y, si he de ser sincera, nunca llegó.

Tengo infinidad de amigas poseedoras de úteros gritones que las impulsaron a ser madres. Secretamente, siempre las he envidiado. Me hubiera encantado que una rebanada de mi anatomía me indicara el camino que había que seguir. Mientras ellas narraban emocionadas cómo su útero parlante las llamaba a filas por su nombre y apellidos, el mío seguía más mudo que Harpo Marx. Profesorahiggins, por ejemplo, tenía un útero tan mandón que obedeció sus dictados cuando llevaba tres meses de relación. Conozco casos de chicas que han urdido rastreras tretas para hurtarle la simiente a un amante ocasional. Y a otras que han acudido a clínicas de fertilización y emprendido la aventura en solitario. Yo, en cambio, vivía amancebada desde hacía una década y no vislumbraba ninguna señal que pusiera de manifiesto el deseo de perpetuar la especie. Y perseguía dicha señal con ahínco, pero ella corría más.

La idea de la maternidad revoloteaba inconcreta, incorpórea y caprichosa por encima de mi vida. Era como tener una cita pendiente con un antiguo amigo al que siempre le decía: «Tenemos que vernos, que esto no puede ser». Y transcurrían los lustros y la cita se postergaba.

Siempre me había imaginado siendo madre, pero aún no sé si esto tenía más que ver con una elección personal o con un concepto cultural. Imagino que nunca resolveré el misterio, pero ahora mismo, con un vástago matriculado y en circulación, ya carece de todo sentido preguntárselo. Buena parte de mis dudas se debían a algo difícil de confesar por lo políticamente incorrecto que resulta: creo que no me gustan los niños. Sospecho que no me agradaban ni cuando era una cría. Soy hija única, me eduqué con adultos y en el colegio siempre fui la rarita que no acababa de encajar. Llegar a la mayoría de edad y poder relacionarme con especímenes pensantes supuso un gran alivio para mí.

Desde mi humilde punto de vista, la infancia está sobrevalorada. Esa supuesta inocencia no es más que desinformación. Y de inocente tiene poco, seamos realistas un infante es un humano por civilizar, con todas las crueldades que ello conlleva. ¿Alguien volvería a los tiempos de las cavernas? En cambio, cacareamos «¡Qué felices éramos de pequeños!», llevando a la máxima expresión la nostalgia manriqueniana de que, a nuestro parecer, cualquier tiempo pasado fue mejor. Yo no retornaría a la infancia ni harta de Jägermeister. Para mí no es un paraíso sin preocupaciones; lo que ocurre es que, cuando alcanzamos la edad adulta, le damos una nueva dimensión a ese concepto y minimizamos aquello que padecimos cuando levantábamos escasos palmos de tierra. Tenérselas con un jefe torturador o hacer malabares para llegar a finales de mes se consideran razones más lícitas para la consternación que el «fulanito no quiere jugar conmigo». Pero es así desde una perspectiva casi etnocentrista: cuando eres un ente a medio cocinar, sin herramientas para enfrentarte a la realidad, todas esas contrariedades no son *peccata minuta*. Y sí, es un territorio divertido, claro, pero también hay muchos igualmente entretenidos una vez se ha franqueado la mayoría de edad.

Yo no tengo ganas de volver a estudiar la tabla de multiplicar ni de quedarme hecha pedazos porque no me han invitado a una fiesta de cumpleaños. Crecer es un proceso único por una razón obvia: solo sucede una vez en la vida. Esa sacralización peterpanesca de la infancia me parece que resta salsa al presente, como si ya no quedara nada interesante a la vuelta de la esquina. Por ello, mi interés por el mundo infantil era escaso, y mi llamada a la maternidad, afónica.

Eso de no ser *niñera* no está muy bien visto, porque socialmente existe un binomio entre mujer y niños que nunca he acabado de comprender. Padredelacriatura, por ejemplo, había visto crecer a sus sobrinos y contaba con experiencia probada en el mundo renacuajo. Sin embargo, alguna vez, cuando alguna de mis amigas madres tenía que ausentarse y encomendar su vástago a un adulto, y me miraba fijamente y me decía: «Vigílalo, que ahora vengo». ¡Menuda temeridad! Me entraba un sudor frío y miraba suplicante a Padredelacriatura, que se hacía cargo competentemente de la situación. No entendía por qué alguien podía presuponer que yo era capaz de cuidar de su hijo por el mero hecho de contar con una vagina.

No voy a caer en el discurso victimista de que padecí una gran presión social para ser madre. De hecho, igual me hubiera resultado útil, ya fuera para sucumbir o rebelarme y así dejar de planear en círculos sobre la decisión. Hubo algunos conatos, frases de esas que acaban con puntos suspensivos, que me invitaban subrepticiamente a adherirme al club de los óvulos fecundados. De todas formas, creo que mis amigos y amigas no veían en mí muchas actitudes maternales, y no les faltaban razones. Recuerdo una ocasión en que el padre más temprano de mi pandilla trajo a su hijo, que apenas contaba con unos meses de existencia. Era Navidad, estábamos en casa de una pareja y, cuando entró por la puerta el recién llegado a este valle de lágrimas, hombres y mujeres se arremolinaron alrededor. Empezaron a hacer al unísono esas caritas graciosas que se supone que les encantan a los bebés, pero que yo sospecho que en realidad les gusta hacer a los adultos. Me quedé detrás del corrillo, me puse de puntillas, como quien quiere ver al cantante de un concierto, y, al comprobar que no había mucho más que observar, me puse a jugar con los dos gatos de los dueños de la casa. Cuando el revuelo inicial remitió, fui descubierta fuera del cónclave, tirada en el suelo con dos gatos. Uno de mis mejores amigos me susurró:

—Siempre he sospechado que no te gustan los niños.

—No, es verdad, si es muy mono…, pero es que no sé cómo relacionarme con él —repliqué.

Con una sonrisa cómplice me tendió una copa de ponche, y con la mirada agradecí la comprensión tácita sin juicios.

Los años pasaron y mis amigos no cejaron en su afán de repoblar la Tierra. Yo progresé adecuadamente en el arte de hacer caritas graciosas a los bebés, aunque nunca alcancé la excelencia. Y la idea de ser madre se instaló, cómodamente, con los pies apoyados sobre la mesa del despacho, en un plano abstracto. No había forma de hacerla aterrizar pese a que la gasolina estaba acabándose. Se suponía que lo tenía todo para procrear: una pareja estable, una casa con patio y una carrera que parecía que, por fin, me daría para subsistir. Y sin embargo mi útero seguía sin decir ni mu.

Es curioso que la gente se atreva a juzgar cuál es el mejor momento para ser padres. Se critica a aquellos que alumbran criaturas en el seno de una relación que se tambalea como una ingenua huida hacia delante o a los que toman la decisión con cuentas en números teñidos de rojo. Y también se reprueba que quienes, como yo, disfrutan del escenario ideal y no lo aprovechan. Mi percepción era justamente la contraria: me había costado mucho construir lo que tenía, y ahora que lo había conseguido, ¿por qué tenía que cambiarlo? Recuerdo aquella época como especialmente feliz; tal vez sea yo la que padece un acceso nostálgico manriqueniano. Viajaba a menudo por trabajo, me gustaba lo que hacía, salía con mis amigos y tenía una pareja a la que quería. ¿Por qué cambiar? Pero también pensaba: «¿Y si de aquí a diez, veinte o treinta años todo esto que te hace feliz te aburre y te arrepientes de no haber dado el paso?».

La sociedad tiende a tildar de egoístas a los que no se reproducen cuando, si somos honestos, la decisión de ser padres en el primer mundo es seguramente la más egoísta que podemos tomar. Desde que contamos con métodos anticonceptivos, elegimos hacerlo, ya sea para acallar úteros, para dar un sentido a nuestra existencia o para no arrepentirnos con el devenir de los años. Lo decidimos porque queremos, porque nos sale de nuestras reales narices, porque imaginamos que nuestra vida será mejor, bien sea en un idílico escenario de familia feliz, o bien relegadas a un victimista papel de madre coraje. Pero —y he aquí la diferencia respecto a las madres y padres de otras décadas— lo decidimos. Nunca la elección de reproducirse ha sido más libre en la historia de la humanidad: no necesitas tener pareja ni poseer una orientación específica, o ni siquiera ser especialmente fértil. Salvo en contadas excepciones, la sociedad o la ciencia tienen soluciones de todo tipo para que uno se multiplique cuando y como desee.

Esa libertad se había convertido en un abismo para mí. Seguía sumida en un mar de dudas y empecé a caerme fatal por ello. No hay nada más pesado que caerse gordo a uno mismo, porque no hay manera humana de darte esquinazo. Hasta aquel momento había tomado decisiones sin pestañear, pero de repente no veía claro eso de ser madre, aunque tampoco lo de perderme la experiencia. Esperaba una epifanía que no llegaba, así que me lancé a buscarla. Durante los dos años previos a mi embarazo visité psicólogos, hipnólogos y todo tipo de escrutadores de mentes para ver si ellos encontraban agazapado en algún lugar de mi psique mi instinto procreador o concluían que no habitaba en mí. Y nada. «Ni sí ni no, sino todo lo contrario», parecía empecinarse en responder mi testa. Si me hubieran dicho que rapándome la melena y esparciendo cenizas sobre mi calva iba a obtener la respuesta, creo que lo hubiera considerado seriamente. Mucha gente me decía que era una decisión que se toma con las vísceras, pero yo vivía en el piso de arriba, encerrada en la torre de marfil de mi mente, y lo más visceral que perpetraba era comerme un plato de hígado poco hecho. Estaba petrificada en una encrucijada. Y cuando miraba a otro lado e intentaba seguir con mi vida como si tal cosa, tenía pesadillas repetitivas en las que era una madre que iba dejándose olvidado a su descendiente en cualquier lugar. No hacía falta contar con un diccionario de interpretación de los sueños; mi mente no se andaba con jeroglíficos.

Padredelacriatura lo tenía mucho más claro que una servidora y su escroto tarareaba con voz de barítono cantos de sirenas. Nunca me presionó: él quería ser padre, pero respetaba mi decisión fuera cual fuera. Lo único que me pedía era que la tomara de una puñetera vez, que era, a la sazón, lo que yo intentaba hacer sin demasiado tino. El tema empezó a convertirse en obsesión: ¿por qué tenía que ser yo la rarita de útero silente o de reaños castrados para decidir que no quería reproducirme? Me costaba hablarlo con alguien, pues temía que, si lo hacía con padres o madres, intentaran convencerme de que me apuntara a su club. Pero, si no le explicaba a algún ser humano cuanto estaba sucediéndome, mi cabeza iba a estallar. Así que recurrí a Miamigamaslista, que había decidido no ser madre, por lo que estaba segura de que su consejo sería el más imparcial que podía encontrar. Ella no tenía ningún interés oculto en que charláramos en el parque mientras nuestros hijos se rebozaban como croquetas en la arena de un parque. Le expuse la cuestión, que seguramente se hallaba a años luz de sus preocupaciones, y me escuchó con esa paciencia que suscitan los temas ajenos cuando te hermana la amistad.

—¿Y si haces un «acto de fe»? Realmente siempre has pensado en ser madre, te gustaría serlo, pero te comes la cabeza por no sentir esa seguridad que te parece que otras mujeres experimentan, aunque igual ni siquiera es así. ¿De verdad crees que eres la única que tiene dudas? Igual eres la única que las confiesa —me dijo.

¡Eureka! ¡Qué lista es Miamigamaslista! Lo de «acto de fe» me sonaba al rancio discurso de las monjas del colegio al que fui de pequeña, pero en ese contexto adquiría otro cariz. Venía a ser como saltar a la piscina confiando en que hubiera agua y, si no, pues levantarse y caminar con algún que otro moratón y un bebé en brazos. Y si bien había comprobado que tenía amigas con el reloj biológico funcionando a todo trapo, tampoco iba a ser yo la única con uno averiado. Seguramente muchas mujeres habían sentido mis titubeos y al decidirse habían rescrito sibilinamente su historia, convirtiendo sus dudas en una solemne decisión de ser madres.

—¿De qué tienes miedo? —siguió cuestionándome Miamigamaslista.

—Pues ese es el problema, no lo sé. Supongo que de meter la pata, de descubrir que no me gusta... —respondí vagamente.

Pero se me olvidaba que estaba hablando con Miamigamaslista y a ella no pueden contársele milongas.

—Y de hacerlo mal, reconócelo —diagnosticó certera.

—También —confesé.

—Mira, yo no soy madre, pero siempre me ha parecido que el único requisito para serlo es ser buena persona y tener sentido común. Y quizá no seas la persona más práctica del mundo, pero esas dos cosas al menos las tienes —sentenció dejándome sin aire.

Agradecí el cumplido y me quedé, tras la conversación, pensando en la lección magistral de vida que me había dado en apenas unos minutos. Una de las cosas que más me gusta de Miamigamaslista es que es capaz de hablar de filosofía medieval o de física cuántica, pero, cuando lo que se necesita es simplificar, reduce cualquier cuestión a lo esencial. Y acababa de demostrarlo una vez más. De alguna manera, había convertido mis dudas en escombros.

Queda muy mal, después de alumbrar a un ser vivo, decir que te costó decidirte a hacerlo. Y aún queda peor decir que te arrepientes, como están atreviéndose a hacer algunas valientes. Poco a poco, nos vamos despojando de esos tabúes y podemos hacer una separación entre querer a tu hijo y tener conflictos con el papel de madre, que son dos cosas completamente distintas. Incluso es posible aborrecer la maternidad y amar con locura y frenesí a tu hijo. O sentirte dichosa en el rol materno y enmascarar que tu hijo es accesorio. La primera opción está mucho peor vista que la segunda. Pero ¿realmente importa? Ya comporta suficientes conflictos definirse ante la vida como para añadir la tensión social sobre lo que debe sentirse y cómo manifestarlo.

Las palabras de mi amiga y todo lo que había barruntado durante aquellos dos años apuntaron hacia una dirección de intersección. Mi instinto continuaba aletargado, pegándose una siesta de órdago, pero mi cerebro, por fin, había tomado una decisión. Miamigamaslista y yo sabemos que ella me ayudó a concretar la imagen abstracta de mi maternidad. Lo más triste de todo es que, tiempo después, he visto cómo en muchas ocasiones la impelían a empellones a ser madre. Progenitores, casi siempre a ciertas horas de la madrugada, tras haber dejado a sus hijos con la canguro de turno y con un moderado estado de embriaguez, le espetaban que no sabía lo que se perdía, que sería una gran madre, que si no tenía pareja debería acudir a una clínica de fertilización, que si patatín, que si patatán. Y he sentido una rabia muda ante esos comentarios de gente a la que aprecio, pues es injusto que alguien te diga lo que debes hacer, por muy buena intención que crea tener. Miamigamaslista es una mujer increíble, y por eso dan por hecho que sería una madre igualmente increíble. Y no tiene por qué ser así o sí, pero ¿qué más da el tipo de madre que hubiera sido si ella no ha tomado ese camino? ¿Por qué no me pregunta nadie a mí cómo me imaginaría ahora sin mi hijo y en cambio pueden fantasear sobre cómo sería la vida de una mujer sin vástago en caso de que lo tuviera? Es bastante pesado que los padres hagan proselitismo de su condición como testigos de Jehová que van vendiendo *la Atalaya*. Por suerte, algo está cambiando en la sociedad, pero aún queda un camino por recorrer hasta que por fin ningún padre achispado se atreva a sermonear a una mujer de útero indemne.

EL SILENCIO DE LOS PADRES

Yo ya había decidido que el mío iba a ser fecundado y, tras escuchar una retahíla de comentarios sombríos sobre cuánto iba a costarme engendrar a mi edad (treinta y ocho años), me quedé encinta a los cinco meses. Cuando mi pareja y yo observamos el test de embarazo, nos entró una risa tonta, casi histérica, mitad pura alegría, mitad genuino terror. Nos plantamos en la consulta de Midoctorhouse, que nos mostró en una ecografía un punto palpitante —aún sin sexo, todo expectativas—. He oído relatos de padres que lloran de emoción la primera vez que contemplan ese topo liliputiense. Yo me sentía simplemente fascinada por que algo tan ínfimo pudiera perpetrar cambios tan colosales en la vida de dos mamíferos adultos.

Tras la visita al médico, mi pareja y yo tomamos la inquebrantable decisión de no decir nada a nadie hasta que hubieran transcurrido los tres meses de rigor, para estar convencidos de que realmente la madre naturaleza nos expedía el carnet de progenitores. A la semana, yo ya había hecho llorar de emoción a mi madre —que había estado especulando con que nunca la llamarían «abuela»—, bailar claqué de alegría a Profesorahiggins —que creía que nunca podría contar con una auténtica aliada en el parque— y sonreír sinceramente a Miamigamaslista —que por fin se había librado de la pesada amiga con dudas uterinas existenciales—. En definitiva, había ejercido de bocazas con un grupo íntimo que sobrepasaba la docena de miembros. Mi pareja hizo lo propio. Y cada vez que nos concedíamos mutuamente el permiso para vocear el secreto, nos prometíamos que era una única excepción y que seguiríamos guardándolo con sumo celo. Se nos dio realmente mal cerrarnos la boca con cremallera. A mí me hacía gracia que cuando daba la buena nueva alguien me dijera, así, por lo bajini: «Pero ¿ha sido buscado?». ¡Lo que no podía decirse era que hubiese sido una decisión precipitada!

Esta es otra de las cosas fascinantes del embarazo: la temeridad con que perfectos desconocidos son capaces de formular preguntas íntimas. «¿Te costó mucho quedarte embarazada?», suelen inquirir. A ver, ¿a alguien le parecería normal que en mitad de una cena se les preguntara a los comensales cuántas veces al mes mantienen relaciones sexuales? Si hiciera algo así, me mirarían como si hubiera perdido la razón. En cambio, una gestante tiene que aguantar preguntas de todo tipo: desde cuántas veces ha fornicado hasta si se le escapa el pipí. Incluso hay descarados que se atreven a preguntar cómo llevas el deseo sexual durante el embarazo. Estar en estado da derecho a cualquiera a plantearte cuestiones íntimas que en otra situación no se atrevería a formular.

Lo más sorprendente es el hecho de que la misma gente que es poco menos que un aspersor de preguntas y consejos durante el embarazo no opina sobre el momento de anunciarlo. Y es que aquí topamos con un delicado tema ante el cual hasta el más imprudente retira sus recomendaciones: la posibilidad de la interrupción del embrazo. Según las estadísticas, aproximadamente un 20 por ciento de las embarazadas sufren abortos espontáneos, de los cuales la mayoría acontecen en el primer trimestre de gestación, de modo que la mayor parte de los padres no airean su situación hasta que ha pasado ese tiempo. Y existe otra razón por la que puede alargarse un poco más: las pruebas de diagnóstico fetal a las que antes se hacía alusión.

Aquí nos reencontramos con la amniocentesis, el test que se practicaba a las madres que se habían tomado bastante tiempo para engendrar a los cinco meses de gestación. Muchas son las madres mayorzotas de mi generación (perdón, quería decir «primíparas añosas») que esperaron hasta ese momento para airear su condición gestante, por miedo a sufrir un aborto involuntario debido a la prueba, o uno terapéutico debido a los resultados.

Antes de que yo tuviera que someterme a la amniocentesis, pasó por este trance Profesorahiggins, cuya pareja tenía la desagradable costumbre de montar una bronca monumental cada vez que ella necesitaba que la cuidaran. Así que, para que no fuera sola, la acompañé a hacerse la prueba y la llevé a mi casa. Ella temía tener un aborto, por lo que decidió guardar reposo absoluto. Profesorahiggins se estuvo 48 horas tumbada en la cama de invitados, cual Dama de Elche, sin moverse. No me extrañaría que no hubiera ni pestañeado. Por respeto a ella no pormenorizaré lo complicado que fue alimentarla y, especialmente, desalimentarla (solo apunto que mediaron cuñas). Por fortuna, no tuvo ninguna complicación y las pruebas revelaron que su bebé estaba sano. Cuando me tocó a mí practicarme la prueba, empecé a disponer mi casa como una marmota preparándose para la hibernación. Portátil con series, trinchera de libros, alimentos para saciar a un regimiento... Solo me faltó comprar pastillas potabilizadoras del agua. En mi habitación hubiera podido resistir una semana de asedio zombi. Pero al tumbarme en la camilla de la consulta de Midoctorhouse y alardear orgullosa mi improvisado búnker, de nuevo consiguió que me sintiera una histérica.

—A ver, el reposo no te servirá de nada, no reduce el riesgo de aborto. No te vayas a correr una maratón, pero con que hagas vida tranquila es suficiente, no tienes por qué estar en cama todo el día. Y no tengas miedo, tengo mucha experiencia y soy muy buen banderillero —concluyó con una sonrisa de medio lado que pretendía ser irónica, pero que a mí me causó pavor.

Por un instante lo imaginé con traje de luces, y esa cómica visión me distrajo mientras me clavaba la jeringuilla. Extrajo con pericia el líquido mientras comentaba:

—Pobrecito, se le ha acelerado el latido.

Y subió el volumen ecógrafo para que escuchara el palpitar desbocado de mi criatura. Experimenté una angustia terrible. Me imaginé la escena que había vivido el feto como la de una película de esas japonesas de terror extremo. Veía a mi niño en una habitación claustrofóbica y, súbitamente, un pincho gigante irrumpía por el techo, se quedaba a pocos centímetros de su cabeza y volvía a desaparecer. ¡Y todo aquello por no haberme decidido antes a ser madre! Si hubiera tenido alguna peregrina noción de física en aquel momento, hubiera inventado la máquina del tiempo y me hubiera quedado embarazada tras la primera menstruación. Por suerte, aquel pensamiento remitió pronto.

Cuando volví a casa dejé de pensar en toreros, en filmes nipones de horror y en máquinas del tiempo. Pasé el día tranquila, todo lo relajada que puedes estar cuando sabes que en breve te dirán si tu hijo tiene alguna anomalía genética. No empleé cuñas ni corrí maratones. Y finalmente hubo *happy ending*: el feto estaba perfecto. Pero en ese tiempo en el que me comí las uñas hasta las falanges por la incertidumbre del resultado, Profesorahiggins no dejó de sermonearme sobre lo imprudente que estaba siendo por desplazarme como una bípeda por mi hogar. El tiempo y la investigación me han dado esta vez la razón.

Profesorahiggins perdió dos angustiosos días de su vida, dado que la inmovilización no disminuye en verdad el riesgo de aborto. «No hay ninguna evidencia científica de que el reposo lo evite. Evidentemente, no es nocivo estarse quieta durante un período tan corto de tiempo. Yo siempre recomendaba a las embarazadas que hicieran una vida relajada durante 24 horas, pero muchas de ellas me respondían que se habían pedido tres días de fiesta en el trabajo para estar en la cama, y de ahí no las sacabas», explica el ginecólogo Antoni Borrell, asesor del Departamento de Salud de Cataluña en Diagnóstico Prenatal y presidente de la sección de Ecografía y Medicina Fetal de la Sociedad Catalana de Ginecología y Obstetricia. De nuevo, futuras madres educadas en el sacrificio: «Si no me muevo, mi hijo estará mejor», sin cuestionar si hay una explicación científica tras la abnegación. Es como si esperáramos que la privación fuera recompensada, cuando no existe ninguna evidencia de que así sea.

NUEVAS PRUEBAS DE DIAGNÓSTICO PRENATAL

El doctor Borrell fue uno de los médicos pioneros en Cataluña en jubilar a la amniocentesis y proponer otro método menos estresante y más *viejunas-friendly*: el triple *screening*, que ofrece fiabilidad sin riesgos. «Durante décadas se pensó que la amniocentesis era buena, bonita y barata, pero con el tiempo se descubrió que no. Por ejemplo, parecía buena porque iba dirigida a las madres que tenían más riesgo de engendrar niños con síndrome de Down, debido a su edad, y con los años se ha demostrado que estadísticamente no es cierto. Solo un tercio de los niños afectados por este síndrome nacen de madres mayores de treinta y cinco. No era bonita, evidentemente, por el riesgo de aborto. Y resultó no ser barata, pues el 30 por ciento de las gestantes tenían más de esa edad años», explica Borrell.

Desbancar a la amnio como prueba reina del diagnóstico no ha sido fácil. Aún existen centros que la practican y, tras tantos años de repetir que en mujeres de más de treinta y cinco debería llevarse a cabo, dicha aseveración forma parte del inconsciente colectivo. «Vivimos en una sociedad muy medicalizada. Estoy seguro de que hay una parte de la población que querría hacerse la amniocentesis, y también, no vamos a negarlo, existen médicos que se sienten más cómodos practicándola. "Para estar tranquilos" es la expresión que más se utiliza en estos casos. Y, sin embargo, en muchas ocasiones es innecesaria», asegura Borrell.

Tal vez por ello el camino hacia la jubilación de la amniocentesis ha sido largo. Ha hecho falta formar a toda una generación de galenos para que se implantara el triple *screening*. En los años noventa existían pocos centros en España que la practicaran; uno de ellos era el Hospital Universitario de Torrejón de Ardoz. Por esa razón, la actual jefa de Ginecología y Obstetricia, Belén Santacruz, se conoce este test al dedillo. «Se trata de una prueba personalizada que nos da un riesgo individualizado para cada persona y cada embarazo. Consiste en un análisis de sangre que se realiza entre las semana 10 y la 13 del embarazo, y se cotejan una serie de marcadores: la edad de la madre, los antecedentes familiares, los hallazgos de la ecografía... En la minoría de los casos, únicamente un 5 por ciento, esta prueba revela que existe la probabilidad de que haya alguna malformación, y entonces puede recurrirse a una prueba invasiva para constatar si es cierto, que puede ser la amniocentesis o a la biopsia de corión», explica. La biopsia de corión empezó a practicarse en la década de los noventa y consiste en obtener las células fetales que se encuentran en las vellosidades coriales de la placenta. Al ser una técnica invasiva, también se corre el riesgo de aborto. Sin embargo, una de sus mayores bazas es que se realiza durante el primer trimestre (entre las semanas 10 y la 14 de la gestación), lo que sin duda es mejor para los padres. Sufrir un aborto espontáneo o tomar la ardua decisión de practicar uno terapéutico no es lo mismo durante los primeros tres meses que cuando ya se llevan cinco de gestación. Para entonces, el embarazo se ha sociabilizado y las expectativas son mayores. Pero no invoquemos al mal tiempo: a día de hoy una embarazada puede hacerse simplemente el triple *screening* y, si no se detecta ninguna anomalía,[5] no tendrá que someterse a ninguna otra prueba.

Por último, existe otro test no invasivo creado en 2011, el del ADN fetal libre circulante en sangre materna, que viene a ser el Ferrari de estas pruebas. Pero debe tenerse en cuenta que no hace falta un coche de carreras para ir a comprar el pan. Como su largo nombre indica, por el torrente sanguíneo de la madre circula también el ADN del feto, en una concentración aproximada que va del 4 al 6 por ciento. Se

---

[5] La frontera que se ha fijado es de 1/250, es decir, que exista una probabilidad entre 250 de que el feto sufra una anomalía, en cuyo caso tendrá que practicarse una prueba invasiva para comprobarlo.

detecta a partir de la séptima semana de gestación y su prevalencia va aumentando a medida que avanza el embarazo. Hoy día este test detecta las anomalías antes descritas, pero en un futuro podría convertirse en el Sherlock Holmes de los diagnósticos prenatales e investigar cualquier alteración genética que se le encargue.[6] Por ello podría recomendarse en los casos en que los padres busquen una alteración cromosómica específica, ya sea porque existen antecedentes familiares, ya sea porque tienen otro hijo que las presente. ¿El problema? Que los Ferraris son caros. La sanidad privada suele ofrecer esta prueba previo pago de entre 570 y 700 euros. Y muchos son los padres que apoquinan el montante, porque parece que una vocecita les susurre al oído: «¿De verdad crees que garantizar el bienestar de tu hijo es caro?». Aquí topamos con otra de las formas en que se enmascara el sacrificio de la maternidad y paternidad: el poderoso caballero don Dinero. «Para mi hijo lo mejor», en la mayoría de situaciones, no significa lo más caro. Pero esta es una cantinela que acompañará a los progenitores durante un mínimo de dieciocho años, y cada uno deberá gestionarla como buenamente pueda. Si al «para mi hijo lo mejor» le añadimos el «para estar tranquilos» al que aludía el doctor Borrell, ya tenemos una prueba golosa para futuros progenitores.

El Sistema Nacional de Salud asume el coste únicamente cuando es realmente necesario, y solo en algunos centros. Y esto ha sido en parte gracias a Belén Santacruz, que movió cielo y tierra hasta lograr que en el hospital donde trabaja se ofreciera este test para familias con probabilidades de riesgo. Otros centros médicos han seguido su ejemplo. De todas formas, aunque Santacruz haya sido la pionera en acabar con ese escollo, asegura que no sirve para todo el mundo y que ha de tenerse en cuenta que, a día de hoy, es inasumible practicar sistemáticamente el test del ADN fetal, ya que supondría un coste de cuatro millones de euros para detectar unos 178 síndromes de Down, que es una enfermedad con una prevalencia de 1/500.

---

[6] En general, esta prueba podría encontrar indicios de las llamadas enfermedades raras, que son las que tienen una prevalencia en la población de 1/2.000 y que incluyen alternaciones genéticas que pueden detectarse. Dependiendo del baremo utilizado, se considera que existen entre 2.000 y 5.000 enfermedades de este tipo.

La ciencia sigue evolucionando y, una vez las barrigas gestantes han abandonado su opacidad, las posibilidades son infinitas. Es probable que de aquí a unos años no solo busquemos las trisomías 21, 13 y 18, sino que podamos saber mucho más. «Existen, por ejemplo, enfermedades que son bastante incapacitantes a partir de los veinte años y que provocan que los afectados mueran jóvenes. ¿Se deberían cribar? Aquí entramos ya en una cuestión ética. El problema también es que, cuando hablamos de tener una predisposición es difícil poner una frontera. Por ejemplo, existen genes que apuntan a una predisposición al cáncer, que puede darse o no. Y existe uno en concreto, el BRCA, que si da positivo, la persona desarrollará un cáncer de mama en el 70 por ciento de los casos. Existe la posibilidad de llevar a cabo un diagnóstico preimplantacional, es decir, seleccionar un embrión libre de BRCA, y de hecho en España ya se ha practicado. Este gen, para mí, está en el límite de lo que se puede buscar. Es difícil trazar una frontera: ¿hasta qué punto estás evitando que nazcan niños enfermos o estás apostando por la perfección absoluta? Es difícil fijar el punto éticamente correcto», reflexiona Borrell.

Cada vez tenemos menos hijos y anhelamos que sean más perfectos, pero hay una diferencia bastante grande entre apuntarlos a clase de piano y chino mandarín o diseñarlos genéticamente. Con toda probabilidad, el futuro nos pondrá en esta disyuntiva, pero de momento nos concentraremos en lo que ocurre hoy en día, que no es poco.

Este capítulo ha sido revisado por:

Belén Santacruz, jefa de Ginecología y Obstetricia del Hospital Torrejón de Ardoz, en Madrid.

Antoni Borrell, presidente de la sección de Ecografía y Medicina Fetal de la Sociedad Catalana de Obstetricia y Ginecología.

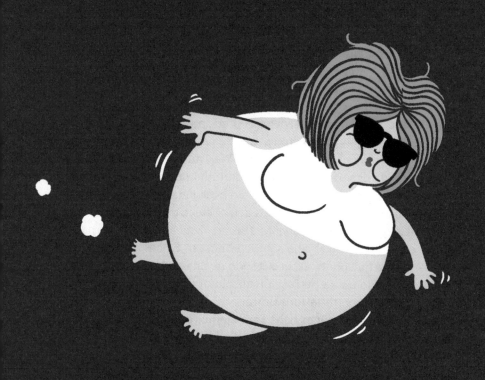

LA
METAMORFOSIS

Cómo una chica más o menos normal
se convierte en un receptáculo

La transformación de alegre fémina en guardiana de la vida que está anidando en su interior tiene un pistoletazo de salida nada estético. Existen bellos objetos que marcan el inicio de una época: la entrañable foto con birrete al final de una carrera, el costoso anillo de compromiso o incluso el *souvenir* hortera de una escapada inolvidable. Todos ellos perduran en el tiempo como recordatorio físico de una época. El viaje vital en pos de la maternidad, en cambio, se inicia con un objeto desechable empapado de orina: el test de embarazo. No es un principio muy épico, que digamos. La presión social parece empujarte a creer que la sola visión de ese plástico orinado debería convertirte en otro ser. Y cuando llevas unos cuantos añitos edificando a trancas y barrancas una personalidad, ¿cómo puedes cambiarlo todo en apenas unos minutos?

Yo no pude. Llevaba cinco meses intentando quedarme embarazada y preparándome para el momento, pero cuando aconteció no sonaron violines de fondo ni irrumpí de una crisálida convertida en mariposa materna. Era la misma persona que unos segundos antes, pero simplemente que ahora miraba desafiante un tubo blanco. Me sentía como si le estuviera retando a un duelo. Lo inspeccioné a fondo y, al ver que no tenía cartucheras, me di por vencida. En ese momento fui consciente de que nada de lo que me habían dicho o yo había deseado imaginar era cierto: por mi ser no se personó una legión de hormonas dispuestas a procurarme un colocón maternal. Únicamente oía una pregunta retumbando con eco, como en las películas, en mi cabeza: «¿Y ahora qué?».

Como suele pasar, tanto si te ha tocado la lotería como si has tenido un terrible accidente o simplemente una jornada de lo más anodina, al día siguiente salió el sol y la gente siguió engullendo tapas en la avenida cercana a mi casa. Yo miraba el mundo con una sensación de irrealidad y de novedad que me duró poco. Pasada la sorpresa inicial, los engranajes de la rutina volvieron a ubicarme en la vorágine de siempre: tenía trabajo por entregar, compras que hacer, series que ver... y hábitos que cambiar. De esto hablaré largo y tendido en el siguiente capítulo, pues ahora toca entender cómo se siente una embarazada, o algo aún peor: cómo se supone que debería sentirse.

SER O NO SER UNA GESTANTE

¿Dichosa? ¿Asustada? ¿Nerviosa? ¿Con mayor energía? ¿Con más sueño? ¿Irascible? ¿Sensible? ¿Con más hambre? ¿Desganada? ¿Libidinosa? ¿Frígida? Pues todo eso puede ocurrir. En ocasiones, bastante desquiciantes, incluso al mismo tiempo. O quizá no se experimente nada en absoluto de lo descrito. No hay un retrato robot de la embarazada, por mucho que se empeñen en hacernos creer que sí. Las mujeres que han pasado previamente por el trance tienden a enumerar los pasos que efectuarán de manera indefectible las novatas, generalizando su experiencia concreta y convirtiéndola en ley. La nueva recluta no tiene aún ni rango de gestante ni barriga abultada y ya está oyendo a las veteranas adelantándole situaciones que tal vez jamás se producirán. Pues, de lo que he podido observar empíricamente con mis amigas, una gestación se parece a otra tanto como un huevo a una castaña. Dependerá de los síntomas que experimente cada una, si los tiene, de cómo los encaje y, por supuesto, de su forma de ser. Este último es un pequeño detalle de suma importancia que en la mayoría de los casos se pasa por alto.

Cada una lo llevará como buenamente pueda o sepa, pero tendrá que enfrentarse a un hecho: una embarazada se convierte en un ser «especial», tanto para lo bueno (que te cedan el asiento en el autobús) como para lo malo (que cualquier aseveración que hagas sea atribuible a tus hormonas). Este último punto resulta especialmente crispante.

Cualquier mujer ha tenido que enfrentarse alguna vez en su vida a la sentencia que considero más machista del mundo: «Déjala, que tiene la regla». Todo comportamiento de una usufructuaria de ovarios puede imputarse al síndrome premenstrual. Si, por ejemplo, le afeas la conducta a un compañero de trabajo, es porque tienes la regla, no porque el tiparraco lleve meses robándote las ideas y/o perdiendo las tapas de tus bolígrafos. Si te pones a llorar porque tu pareja se ha olvidado de tu cumpleaños, es porque estás menstruando, no porque él sea un insensible de tomo y lomo. El período se convierte en la excusa perfecta para desestimar cualquier argumento femenino sin tener que tomarse la molestia de rebatirlo. En muchas ocasiones, puede que la susodicha ni siquiera esté menstruando, pero su opinión ya ha quedado denostada. Y remontar esa situación es difícil. Si contestas «Pues no, listo, te equivocas», estás justificándote. Si admites que es así, estás condenada. Seguir con el diálogo cuando te han arrebatado la credibilidad no suele funcionar. Y replicar que tu interlocutor es un machista desvía la cuestión, que es justo el objetivo del que ha soltado la humillante sentencia. Nadie, que yo sepa, ha patentado una respuesta contundente y eficaz para salir airosa de ese brete. Queda el triste consuelo de esperar que el resto de personas que han oído el desafortunado improperio concluyan que el gañán se ha puesto en evidencia.

No vamos a negar que el baile hormonal tenga consecuencias, pero de ahí a pasar por alto tus opiniones esgrimiendo el argumento de la menstruación hay un trecho que se recorre con demasiada rapidez y ligereza. Además de la obvia injusticia que supone, existe algo aún más doloroso: la duda íntima. La pregunta interior que paraliza, que resta credibilidad a la única persona de la que siempre deberías fiarte: tú misma. «¿Estaré haciendo esto porque soy una desquiciada menstruante o porque tengo más razón que una santa?», nos preguntamos. La simiente de la duda ya está plantada, con todas sus consecuencias, que no son pocas. Y, además, ¿qué hay de malo en tener hormonas y fluctuar de vez en cuando? ¿Tan terrible es no mostrar un comportamiento homogéneo a todas horas?

Durante la gestación es como si socialmente tuvieras una regla que se prolongara nueve meses y a la sazón todo el mundo lo supiera. Siempre hay alguien cerca dispuesto a explicar las alteraciones del estado de ánimo que padecerá la gestante y, sobre todo, que deberán soportar estoicamente quienes la rodean. He oído a más de un padre comentarle a otro en ciernes: «No sabes la que te espera, se vuelven locas...». Me entraron ganas de decir: «¿Loca? Ya me gustaría ver cómo te pondrías tú si todo tu cuerpo mutara para crear una nueva vida». Pero si dices eso eres una loca. Por desgracia, no hay nada que te haga parecer más enajenada que berrear que no estás como una regadera.

Durante la gestación, una puede sentir miedo a cambiar, a cumplir los lúgubres vaticinios y mutar en un monstruo chillón o en una sempiterna llorona. Tal vez suceda, tal vez no. Y quizá se deba a las hormonas o al temperamento de cada cual o incluso a lo que le ocurra, como pasa con el resto de mortales no gestantes. Pero la anticipación y la observación de las propias reacciones añaden una presión que bien podríamos ahorrarnos.

Recuerdo una vez que tuve un comportamiento inesperado, que seguramente se debió al baile hormonal. O a lo mejor solo fue un acceso de *neurosis vulgaris* y lo achaco a mi gestación. Se trataba de un suceso de lo más banal, pero mi reacción fue desmedida. En las primeras semanas de embarazo, un día, hacia las dos del mediodía, tenía que sacar dinero del cajero automático para efectuar un pago. Se me hizo tarde y llegué corriendo, pues sabía que a esa hora habitualmente el personal del banco extrae el dinero del cajero, por lo que suelen estar un tiempo fuera de servicio. Tras la puerta del banco había tres flamantes dispensadores de dinero y una mujer, que me pareció enorme y malcarada y que había echado el pestillo y operaba en uno de ellos. Llamé con los nudillos a la puerta, para que me abriera, con la esperanza de que, al ver que yo no llevaba pasamontañas y tenía poca pinta de ser Bonnie y tener a Clyde esperándome en un coche, me permitiera entrar. Pero aquella señora no se tomó muy bien mi petición. Empezó a gritarme como una posesa y, para fastidiarme, una vez acabada su operación, empezó a contar los billetes con gran parsimonia y mirada desafiante. Quería que entendiera el mensaje: estaba perdiendo el tiempo porque ella tenía ganas de fastidiarme. Se me nubló la vista y me pareció verla crecer hasta convertirse en una gemela de Hulk. Sentí el latido de la rabia y unas ganas irreprimibles de gritarle. Por lo general soy muy pacífica y me cuesta bastante alzar la voz, sin embargo, en aquel momento experimenté una furia incontrolable que me hacía fantasear con pasar a la usuaria del cajero por una trituradora industrial de carne picada. Y poco después me invadió un miedo cerval y paralizante. ¡Estaba embarazada y aquel clon de Hulk podía dedicarse a bailar claqué sobre mi barriga! Di media vuelta notando su mirada intimidante clavada en mi cogote y me fui a casa sumida en una congoja e impotencia totales. Me sentía cobarde e indefensa. Había sido más consciente que nunca de mi fragilidad. Ya no estaba sola, ya no podía hacer lo que me viniera en gana; había huido porque un ser dependía de mí. Aunque mi barriga no se notara, aunque yo estuviera como siempre, en ese instante me di cuenta que ya no podía decidir por libre: éramos dos. El impacto de aquella revelación tan obvia me dejó tan alterada como la reacción que había tenido. Aquella señora no era una discípula de Gandhi, pero de ahí a sentirme en peligro hay un trecho que recorrí rauda, seguramente de la mano de mi efervescencia hormonal.

Ese suceso intrascendente me hizo recordar todo lo que me habían dicho sobre el embarazo. ¿Estaría perdiendo de vista el mundo? ¿Habría trasmitido todas aquellas extrañas sensaciones a mi hijo? ¿Debía dejar de ir a los cajeros? Es lógico controlar lo que comes o haces, pero es injusto convertirte en la censora de cuanto se te pasa por la cabeza. Y, aun así, es muy difícil no hacerlo.

NONATOS QUE LEEN LA MENTE

El sistema de control más insoslayable y aterrador es el que logra filtrarse en el pensamiento íntimo. Este principio lo aplican con pericia los grandes credos religiosos o los regímenes totalitarios, que atraviesan sibilinamente la frontera del «cómo debes comportarte» al «cómo debes sentir». Pongamos como ejemplo la distopía de *El cuento de la criada* (magnífica serie de televisión producida por Hulu en 2017 y basada en la no menos magnífica novela que Margaret Atwood escribió en 1985). La protagonista sobrevive en una aberrante oligarquía machista cumpliendo las reglas, pero conservando su capacidad íntima para cuestionarlas. Sin embargo, algunas de sus compañeras han interiorizado la sinrazón y ya no solo aspiran a cumplir las ordenanzas para no sufrir cruentos castigos, sino que se sienten dichosas pensando cómo les han ordenado. ¿Ciencia ficción? Sin duda, pero basada en hechos demasiado reales.

La sociedad ha contado siempre con esta arma de control, la propia autocensura, que se ha ejercido con especial inquina durante el embarazo. Las reminiscencias han llegado hasta nuestros días. Por ejemplo, quién no ha oído alguna vez decir que si una mujer siente rechazo hacia su hijo cuando descubre que está embarazada eso influirá en el carácter futuro del niño. Yo lo he vivido en propia carne. Aparecí en este mundo sin que mis autores me buscaran. En más de una terapia a la que me he sometido, han intentado achacar a la supuesta reacción de rechazo de mi madre el origen de mis neuras. Era tentador pensar que todos los errores que cometí desde que salí de su panza no eran responsabilidad mía, sino de ese pensamiento que acaso (o quizá no) pudo tener mi procreadora. De hecho, creo que nunca lo tuvo y aceptó encantada que iba a ser madre. Pero eso es lo de menos. Seamos serios: estamos hablando de un feto, que no es capaz ni de oír, que no tiene un cerebro formado, que es poco menos que un garbanzo que flota en la placenta, ¿y sin embargo posee un supuesto poder telepático para saber qué piensa o siente su progenitora y desarrollar futuros traumas? ¿Cómo puede pedírsele a una madre que por esa razón evite sus pensamientos? Pues seguramente porque llevamos siglos haciéndolo.

A pesar de que en la Antigüedad la mujer contaba como un cero a la izquierda, se le atribuían enormes poderes, en su mayoría negativos. A través de los tiempos, diferentes estudiosos han mantenido que las ideas de una futura madre incidían directamente en el feto. Existen recomendaciones casi cómicas, como las que apuntan a que, si la mujer miraba estatuas bonitas, traspasaría esa belleza a su descendiente, o que si pensaba en monos engendraría hijos peludos. Sin embargo, la cuestión se vuelve más culpabilizadora cuando se establece una relación llamada psicofísica entre la imaginación de la progenitora y las deformidades del recién nacido. Estas teorías subyacían en casi todos los tratados antiguos, pero fue durante el siglo XVIII, con la Ilustración, cuando fueron elevadas a evidencias casi científicas. En aquellos tiempos la imaginación no era considerada una cualidad, más bien al contrario. El filósofo y médico inglés John Locke (1632-1704) se había encargado de denostarla, asegurando que la libre asociación de ideas apartaba de la lógica y acercaba a la locura. Así las cosas, una mujer imaginativa no era muy buen partido, y aquí viene lo realmente peligroso: podía dar a luz a un bebé con malformaciones. También eran peligrosas otras razones, como que se hubiera sentado indecentemente durante el embarazo.[7] La madre era la responsable de todo lo malo que pudiera ocurrirle al bebé. En la mayoría de los escritos en

---

[7] Esta información ha sido extraída de Javier Moscoso, «Los efectos de la imaginación: medicina, ciencia y sociedad en el siglo XVIII», *Asclepio*, Madrid, vol. 53, núm. 1, 2001.

que se presenta a la mujer como un ser débil e influenciable, se recomienda, por ejemplo, que las mujeres no lean y no vayan al teatro durante la gestación, para no recibir estímulos que las impresionen en
exceso o, aún peor, que despierten su imaginación. Y era para pensár-
selo: al dolor de tener un hijo enfermo habría que añadir el aislamiento social por haber sido la causante de sus dolencias.

La cosa no mejoró hasta los años setenta del siglo xx, pues el lega-
do de Freud no se caracterizó por ser precisamente feminista. Cuando
las mujeres se libraron del yugo de la superchería, el médico vienés las
acusó de envidiar penes y trazó un retrato misógino de su psique. Todavía en la década de los cincuenta se creía que las que no podían
concebir padecían lo que se llamó «infertilidad psicogénica», esto es,
que albergaban en su inconsciente un rechazo a la maternidad. Por
mucho que anhelaran procrear, su testa las boicoteaba. ¡Qué poderosa y peligrosa ha parecido siempre la mente femenina! Algunos investigadores llegaron a asociar la infertilidad con problemas mentales.[8]
Una vez más, todo lo indeseado era culpa de la mujer y de sus ideas.
Por suerte, el avance de la ginecología acabó con buena parte de estas peregrinas teorías, pero no se acaba de un plumazo con las consecuencias de tantos siglos de controlar los pensamientos.

Yo hubiera llevado fatal eso de tener que evitar ciertas ideas. Basta
con que me digan «No pienses en un elefante» para que vea manadas
de elefantes dándose un baño en mi sopa. No quiero imaginar la ansiedad que hubiera experimentado de haber nacido unos siglos atrás.
Eso era básicamente lo que se pretendía, un control absoluto sobre lo
que se debe pensar, apelando al bienestar del hijo. La imagen de la
embarazada era la máxima expresión de la feminidad subyugada:
la mujer dócil, dulce, feliz, conformada, modosita... Y no nos engañemos: ese retrato perdura en el imaginario actual. Hay cosas que siguen
resultando «feas» o «inadecuadas» en una embarazada.

Una puede respirar aliviada y pensar en la suerte que tiene de vivir
en los tiempos que corren, con libertad para pensar y sentir. Pues no.
Ese es el engaño más taimado: creer que nos hemos librado de situa-

<hr>

[8] Randi Hutter Epstein, *¿Cómo se sale de aquí? Una historia del parto*, Turner,
col. Noema, Barcelona, 2010, pp. 99-107.

ciones injustas cuando simplemente se han actualizado a la época actual.

El control sobre los pensamientos de la madre ha perdurado. Basta con hacer unas pocas consultas en Google para comprobar cuán pormenorizada está la lista de los sentimientos que deben evitarse durante el embarazo para ahorrarle al bebé futuros trastornos. Yo he encontrado, incluso, métodos en internet para contener el llanto y así no trasladar esa expresión emocional tan letal al feto. Me pregunto de qué sirve no llorar si estás triste y cuando el agente secreto que portas en la barriga ya te ha descubierto y —según estas teorías— debe estar acumulando traumas futuros. Imagino con cierta indignación a futuras madres creyendo en dichas teorías y reprimiendo el lloro, sintiendo dolor por sentir dolor.

Aquí quiero hacer una matización: no estoy hablando de perfiles patológicos, de pacientes aquejadas de depresión o estrés severo, sino de mujeres corrientes y molientes que experimentan altibajos emocionales. Los casos patológicos son tarea de los especialistas y por desgracia no se solucionarán con la lectura de páginas pseudocientíficas en internet ni de libros como este. Es cierto que, cuando existe un problema psicológico grave, el feto puede sufrir alternaciones. Por ejemplo, según David Bueno, profesor investigador en genética y neurociencia de la Universidad de Barcelona, varios estudios han probado que el estrés continuado puede limitar el crecimiento del bebé. Pero emplear estos trabajos científicos específicos a fin de que las embarazadas controlen sus emociones, como se sugiere en algunas ocasiones, roza la exageración. «Pasar por unos días de tristeza o estrés no puede causar daño al feto», tranquiliza Bueno.

¿QUÉ ESTÁ PASANDO AHÍ DENTRO?

Si recurrimos a la neurociencia, la mayoría de estudios concluyen que, hasta tres meses después del nacimiento, el bebé es incapaz de experimentar sentimientos. Durante ese período es cuando se desarrollan los tubos neuronales que servirán para sentir las emociones. Sin embargo, a lo largo del embarazo pueden experimentar algunas sensaciones intrauterinas, que no tienen nada que ver con conexiones telepáticas madre e hijo, sino con las hormonas. «A partir de los siete meses de gestación, aproximadamente, el feto recibe descargas hormonales de la madre. Por ejemplo, de oxitocina, que procura bienestar. Cuando la madre está a gusto, genera esta hormona. Un estudio demostró que, si la pareja de la madre le decía a esta cosas agradables o la acariciaba, ella y el feto estaban más felices. También ocurre cuando sociabiliza con otras personas», señala Bueno.

Estar bien y sentirse feliz es la lícita ambición de cualquier gestante y de la inmensa mayoría de seres que pueblan el planeta. No conozco a nadie que desee ser desgraciado. Pero últimamente me parece que vivimos en «la dictadura de la felicidad», en la obligatoriedad de pasearnos con una sonrisa por el mundo y de medicalizar cualquier estado que nos aparte de ella. El descubrimiento de las enfermedades psicosomáticas ha supuesto un gran avance, y nadie duda de que el estado de ánimo influye en la salud. Pero es un arma de doble filo: cuando se lleva a sus últimas consecuencias, parece que el enfermo sea responsable de sus dolencias y pasa de ser víctima de ellas a culpable.

Eso no tiene que ver solo con el embarazo, pero se acentúa en este bajo la lúgubre amenaza de que el niño corra algún tristón peligro. Recuerdo que leí un libro bastante célebre sobre el embarazo donde se catalogaba a los recién nacidos, y en uno de esos grupos aparecían «los bebés desdichados», aquellos que no paraban de llorar por todo. La calificación me atormentó en los primeros meses de vida de mi hijo. Lo escrutaba anhelando una sonrisa que lo apartara de la desdicha, que por lo que decía el manual era una característica que lo acompañaría de por vida. Ese es un ejemplo de esa «dictadura de la felicidad» en que vivimos: hasta los bebés deben estar sonrientes, aunque padezcan cólicos del lactante o les salgan los dientes. Y si no, su comportamiento es anómalo y están condenados a un futuro de psicoanálisis y prozac. Me parece ridículo y desmedido. No se trata de hacer una apología de la tristeza ni de la ira, ni mucho menos regodearse en ellas, pero tampoco de penalizarlas como a menudo hacemos. La gestación no es siempre la «dulce espera» que nos han vendido. Es un camino largo, donde tal vez se den situaciones que no resultan agradables. ¿Realmente alguien espera que las mujeres vivan nueve meses de su vida sonriendo, embargadas de júbilo y sin tener un solo bajón para no dañar al descendiente? Muchas gestantes se pasan los primeros tres meses con náuseas y vómitos; no creo que en semejante estado puedan ni deban contener su malestar, que quizá se torne en rabia. Y, por muy mal visto que esté, en algún momento seguramente maldecirán el momento en que decidieron engendrar, sin que ello influya en su capacidad de ser madres ni en las futuras neuras del fruto de su vientre.

Leyendo esas listas de internet de emociones que hay que evitar en el embarazo, es fácil tratar de soslayar ciertos estados de ánimo por el bien de la cría. Pero no creo que sea así. No confío en que pueda procurarle una vida sin sobresaltos a mi hijo y, aunque pudiera, dudo que lo hiciera, porque entonces difícilmente apreciaría lo que es el placer. Prefiero ser una madre de carne y hueso llena de defectos a una que plastifica sus emociones y le dibuja un mundo inexistente. Es mi elección personal.

Por suerte, por muchos estudios que pretendan obligar a las gestantes a pasar nueve meses de nirvana, existen voces que animan a no soslayar las emociones. «Una madre no tiene que pasar el embarazo sin sentir o sintiendo solo cosas positivas. Hay que sentir felicidad, pero también estrés, todo en su justa medida, porque ambas son necesarias. El problema radica en cuando las negativas se cronifican», señala Enrique García, experto en psicología perinatal. «No es malo que la madre se enfade, pero sí que esté todo el día, todos los días, enfadada».[9]

Durante mi embarazo tuve días buenos y días malos, como los he tenido en los últimos nueve meses y como seguramente los tendré en los siguientes. Me negaba a sentirme culpable por levantarme con el pie izquierdo. Pero, aun así, y mientras cacareaba a los cuatro vientos que no estaba dispuesta a censurar mis sentimientos, pasé por momentos de duda en que cuestioné si estaba actuando correctamente, si no debería tumbarme en un sofá y ver crecer mi barriga. Cosa, todo sea dicho, que me parecía terriblemente aburrida. Los acallé, pero no

[9] Cristina Sáez, «Emociones desde el útero», *La Vanguardia*, 9 de mayo de 2012, en: <http://www.lavanguardia.com/estilos-de-vida/20120509/54288851311/emociones-desde-el-utero.html>.

logré hacerlos desaparecer, porque están demasiado arraigados en nuestra sociedad.

No puede decirse que yo viviera un embarazo sosegado y, aunque no sirva como evidencia científica, mi hijo tiene un temperamento muy plácido. Mi gestación vino con muchos panes debajo del brazo, encargos de trabajo de todo tipo que una autónoma como yo no podía dejar escapar. Tenía energía, me encontraba bien y no veía ninguna razón para rechazarlos. Reconozco que soy un poco adicta al trabajo, pero, aunque no lo hubiera sido, bastó con hacer números respecto a lo que cobraría al estar de baja para concluir que no podía permitirme un embarazo contemplativo. Trabajé, literalmente, hasta el día antes del parto, pero no me sentía estresada. Muchos amigos me decían que me lo tomara con calma, que tanto trajín no podía ser bueno para el niño. ¿Qué sabían ellos de mis necesidades económicas y de mi forma de ser? ¿Iban a pagar mis facturas para que yo estuviera tumbada en mi lecho protegiendo a mi hijo de lo que en realidad siempre sería: una mujer a quien le gusta su trabajo y a la que no le ha tocado la lotería? Y lo más importante: ¿cómo habían llegado a la conclusión de que mi hijo se resentiría por que yo trabajara? ¿Habían hecho un máster en psicología prenatal a escondidas?

Así que seguí haciendo lo que tenía previsto, pues mi cuerpo y mi mente no me estaban dando señales de que no procediera en ese modo. Y no pretendo que esto sirva de ejemplo para nadie: hay mujeres cuyos embarazos son infernales y para las que reposar no es una decisión, sino una necesidad.

En mi caso, si no trabajaba, me sentía culpable porque no tendría dinero para cuando llegara mi hijo. Si trabajaba, tal vez estaba estresando a mi pobre feto. ¡Es que en el embarazo no hay forma de hacer nada bien!

MUERTE Y SEXO

Uno de encargos que me hicieron en aquella época fue especialmente duro por el contenido. Debía realizar un documental sobre los cuidados paliativos para el dolor que recibían los enfermos terminales.

Tenía que viajar por toda España, con mi cámara bajo el brazo, entrevistando a médicos y pacientes. Me afectó lo que vi, pero también sentía que estaba haciendo algo que tenía sentido. Aquellas personas habían dedicado el poco tiempo que les quedaba a contarme su batalla contra el dolor para que otros en su situación pudieran sacar provecho. A veces, en la habitación de hotel en que me tocara alojarme, sentía una pena inacabable (nunca sabremos si debido a las hormonas o a lo que había vivido). Entonces surgía la duda que se había agazapado en mi equipaje. ¿Y si era verdad que estaba transmitiéndole todos aquellos sentimientos a mi hijo? Pues, si así era, el pobre iba a ser más depresivo que Kurt Cobain y Heath Ledger juntos. Quería apartar aquella idea de mi mente y creer que lo que estaba haciendo tenía que ver con el tipo de madre que deseaba ser. Cuando años después le mostrara mi trabajo, en un intento de traspasarle mis valores vitales, seguramente él resoplaría: «Sí, mamá, todo eso está muy bien, pero ¿puedo conectar ya la consola?». Y ese escenario me parecía idílico en comparación con el otro.

Profesorahiggins lo tuvo más complicado que yo, que al fin y al cabo tenía la coartada moral de realizar un trabajo social. Cuando ella estaba embarazadísima nos surgió un encargo alimenticio para un programa erótico de televisión. Debíamos montar unas piezas de vídeo donde no se viera contenido sexual explícito. Pero, para ello, debíamos revisar a cámara rápida las escenas de películas pornográficas y escoger las menos explícitas a fin de que pudieran emitirse. Cerca de donde vivía Profesorahiggins había un *sex-shop* del que se convirtió en usuaria habitual para escoger los filmes necesarios para nuestro trabajo.

—Estoy convencida de que piensan que soy una embarazada calentorra. No sabes cómo me miran —se quejaba cuando llegaba a casa con un alijo de películas para adultos debajo del brazo.

Las dos nos reíamos imaginando lo que debía pasárseles por la cabeza a los empleados del negocio. El trance de entrar en un *sex-shop* con una barriga de siete meses te convierte en el foco de atención, incluso para alguien que está acostumbrado a conocer los deseos más lúbricos de sus clientes. Se da por hecho que hay cosas que una mujer embarazada no debe hacer. ¿Y qué hubiera cambiado si mi amiga quisiera alquilar esas películas para su uso y disfrute? Por lo visto las embarazadas se deben convertir en seres angelicales, de conducta aséptica, cuando en realidad no son más que personas a quienes está creciéndoles la barriga.

En aquella época «pornográfica», un día tenía la casa hecha un caos y muy poco tiempo para arreglarla, así que llamé a una señora para que hiciera la limpieza. Profesorahiggins y yo estábamos encerradas en mi despacho, con un documento preparado para tapar las pantallas del ordenador si ella entraba, como dos niñas que están tramando una travesura y no quieren que las descubran. Ya es triste que aún sintamos vergüenza por este tipo de cosas cuando es moralmente más reprobable la violencia que podemos ver en un informativo. Pero ese es otro tema que sin duda daría para otro libro. El caso es que la señora fue más sigilosa y rápida de lo que esperábamos y nos pilló, sentadas cada una delante de un ordenador, con escenas que no dejaban ninguna duda de lo que estábamos viendo. Debió ser bastante impactante para ella descubrir de aquella forma tan curiosa que yo invitaba a amigas embarazadas para ponernos películas X. Una perversión que seguramente no aparece en ningún manual de sexualidad porque muy morbosa no parece *a priori*, pero hay gustos para todo. La pobre mujer cerró la puerta y la oímos murmurar: «¡Y encima embarazada! ¡Pobre criatura!». Nos reímos sin saber muy bien qué hacer. No podíamos salir y gritar «¡No es lo que parece!», porque hubiera resultado aún más ridículo, además de poco creíble. Así que seguimos a lo nuestro, asumiendo que a sus ojos éramos el colmo de la lujuria. Pero, al poco, Profesorahiggins se entristeció.

—¿Y si todo esto está afectando a mi hijo? Las madres normales no se pasan el embarazo viendo películas porno. Yo, la verdad, estoy ya tan saturada que empiezan a causarme rechazo. Igual mi hijo acaba teniendo problemas sexuales —me dijo.

Intenté reconfortarla diciéndole lo que pensaba entonces y lo que pienso ahora: no hay madres normales, ella estaba ganándose la vida como podía y lo que estaba haciendo no iba a condicionar la sexualidad de su hijo. Le gasté un par de bromas para quitarle hierro a la situación y acabamos riéndonos, pero a partir de aquel día me ofrecí a pasar yo por el *sex-shop* para que no tuviera que soportar más carga que la de su barriga. Sé que así no se cambia nada: si las embarazadas hicieran el tipo de cosas que no se espera que hagan, acabarían normalizándose muchas situaciones. Pero no siempre tienes el ánimo para convertirte en el paladín de una causa justa.

¿CÓMO SE LE HABLA A UN FETO?
¿DE USTED O DE TÚ?

Nada de lo que estoy explicando es realmente grave, pero pone de manifiesto cómo el embarazo tiende trampas sociales para convertirte en una probeta esterilizada y neutra. Sigue habiendo cosas que se supone que una gestante no debe hacer, por muy ridículas que resulten. Los sentimientos de culpa están ahí, latentes, dispuestos a despertar por un comentario o una situación. Y, por mucho que reniegues de ellos, como hacía yo, es difícil que no se cuelen si bajas la guardia.

Otra de las cosas por las que me sentí culpable, sobre todo en los últimos meses de embarazo, fue por no haberle hablado a mi feto. Yo no tenía la más remota idea de que debiera hacerse, hasta que empecé a conversar con amigas que me contaban que se acariciaban la barriga mientras mantenían soliloquios con su hijo. Aún hoy día, cuando comento que no lo hice, algunas madres me miran con reprobación. ¿Qué diantres se le dice a un feto? A mí hay dos cosas que me angustian mucho: que no me contesten cuando hablo y pegarle el rollo a alguien. Y esas conversaciones intrauterinas cumplían ambos requisitos. Mi pobre feto no podría hacer nada para huir de mi verborrea ni podría contestarme a no ser que supiera morse y me diera paraditas. Tenía diálogos internos con él, pero confieso que nunca pronuncié ninguna palabra.

Sobre este punto existe también mucha literatura de «googlelazo». Hablarle al nonato parece conllevar innumerables beneficios: desde crear un vínculo afectivo con él hasta potenciar su desarrollo cognitivo. Además, existen horas concretas para charlar con el interfecto y formas de hacerlo. Todo está pautado. Pero ¿cómo puede establecerse a ciencia cierta un método infalible para comunicarse con un ser a medio hacer y tener la seguridad de que ese proceso lo convertirá en un flamante adulto?

Existen un sinfín de recomendaciones, válidas o no, que transforman el embarazo en un trabajo a tiempo completo. Escucha cantos gregorianos o piezas de Mozart para que tu bebé sea un cerebrito; toca tu barriga aquí o allá para potenciar su psicomotrocidad y que se convierta en un atleta de élite; haz yoga; come pescado; relájate ¡ahora mismo!; mira al horizonte; camina por la playa... ¿Que no hay en tu ciudad? Pues ¡múdate!; explícale cuentos; huye de la luz artificial; no pienses; no sientas; solo respira y, sobre todo, sé profundamente feliz. ¿Y todo para qué? Para iniciar una desaforada carrera en busca de la precocidad. Cuanto antes empiece un bebé a hacer cosas que corresponden a una etapa superior del crecimiento, más listo lo consideraremos y más ufanas nos sentiremos como madres. «A mi hijo le salieron los dientes antes que a nadie», «Mi bebé gateaba a la velocidad de la luz», «Mi nena empezó a andar enseguida», «El pediatra se quedó sorprendido de que hablara tan pronto», «Fue la primera de la guardería en dejar el pañal»... ¿Qué más da que todo esto se haga antes o después mientras se haga? Pero ya desde nuestra llegada al mundo nos juzgan por nuestra celeridad a la hora de superar etapas. Y si el llorón no lo hace es, por supuesto, responsabilidad de sus progenitores. Así las cosas, la posibilidad de pasarse el embarazo haciendo ejercicios de estimulación precoz no parece tan mal plan. Todo lo que se recomienda es saludable e incluso agradable de realizar, siempre y cuando no se convierta en una obligación. ¿Que te gusta hacer yoga? Genial. ¿Que eres una fan de los cantos gregorianos? Te será difícil encontrar una camiseta de tu grupo preferido, pero ¡adelante! Pero hacer estas acciones con la intención de conseguir un efecto concreto de programación en la futura criatura me parece como mínimo exagerado. Y poco científico.

«Creer que la música de Mozart estimula a los bebés es un mito sin ningún tipo de fundamento. Si una madre se siente a gusto haciéndolo, será bueno para ella y para el bebé, pero no porque tenga ningún otro beneficio añadido. Un feto recibe estímulos sin que sea necesario provocarlos, simplemente por las voces y por la actividad de su progenitora. No es necesario intentar que esté más estimulado. Lo importante es que la madre viva y haga lo que le gusta», asegura Bueno.

A mí, por ejemplo, en los últimos meses de embarazo me hacía mucha gracia ver cómo su mano o su pie se dibujaban en mi barriga, y cómo, al tocar un parte de mi panza, sus extremidades me respondían.

Era igual que si estuviera jugando con él. Tal vez sea una técnica de estimulación y haya estudios que pauten cómo llevarla a cabo. Yo únicamente lo hacía porque me parecía divertido. En cambio, lo de hablar con mi feto, con lo charlatana que soy casi siempre, no me salió en ningún momento.

NO ESTOY ENFERMA, ESTOY EMBARAZADA... O ESTOY EMBARAZADA Y ENFERMA

Me pasé el período de gestación haciendo lo que hacía antes e intentando pensar cómo lo hacía desde que miré el test de embarazo. Y lo logré porque tuve la inmensa suerte de encontrarme bien. Es muy fácil decir «Yo estoy embarazada, no enferma» cuando se está fresca como una rosa. Pero no siempre es así. De nuevo, no hay un único rasero para medir cómo se siente una mujer durante esos nueve meses. Y sí, hay féminas para quienes el embarazo es una enfermedad, y no porque se escuden en la machista debilidad femenina, sino porque es una realidad.

Todo esto también tiene una justificación histórica. La percepción de la mujer como sexo débil y de la fragilidad como sinónimo de feminidad viene de antiguo y alcanzó su máxima expresión en la época victoriana, con una prolífica literatura colmada de protagonistas lánguidas y puritanas. Eso sí, siempre de clase alta. A principios del siglo XX, en Estados Unidos, varios médicos y periodistas apuntaron que las mujeres intelectuales con una vida sedentaria se habían refinado hasta tal punto que ya no podían soportar el parto, por lo que se imponía los analgésicos. Curiosamente, estas teorías solo tenían en cuenta a aquellas mujeres que pertenecían a estratos sociales pudientes, el resto de féminas seguían conectadas con su naturaleza, por lo que podían arar el campo hasta ponerse de parto o hacer de nodrizas al día siguiente de dar a luz para otra dama que necesitaba descansar.[10] De hecho, parecía incluso una vulgaridad

[10] Randi Hutter Epstein, *¿Cómo se sale de aquí? Una historia del parto, op. cit.*, p. 90.

que una mujer demostrara fortaleza, era propio de las clases desfavorecidas. Las feministas estadounidenses de principios del siglo pasado, que no eran muy dadas a la lucha de clases y que con bastante probabilidad no araban campos, apoyaron esta corriente de pensamiento, que las acercaba a un embarazo descansado y a un parto sin dolor. A esto se le llamó la «moda de la fragilidad femenina». El embarazo era pues un período en que la mujer debía hacer los mínimos esfuerzos posibles.

Con los años, el péndulo apuntó en la dirección opuesta y muchas mujeres reivindicaron su derecho a llevar una existencia normal mientras gestaban. Y aquí se impuso también una nueva dictadura: las embarazadas son capaces de hacer todo lo que antes llevaban a cabo, y si no, son poco más que unas haraganas con mucho cuento. A mí los conceptos «fortaleza» y «fragilidad» siempre me han provocado alergia, pues te obligan a demostrar que eres lo que los demás esperan.

Cada vez estamos más cerca de que el péndulo se sitúe en el centro y se entienda que, si una gestante se encuentra bien, podrá llevar la misma vida que llevaba, pero que, si se encuentra fatal y se asemeja a una piltrafa humana, está en su derecho de descansar. Esto, como la mayoría de los asuntos que conciernen al embarazo, es de cajón, no requiere de teorías sociológicas, ni siquiera médicas, sino de sentido común.

Una de las principales razones habituales que convierten a una embarazada en un detritus son las náuseas. Diferentes estadísticas establecen un porcentaje de entre el 50 y el 85 por ciento de gestantes que lo primero que hacen al levantarse es abrazar la taza del inodoro. Antiguamente se consideraba que era un síntoma de que la madre rechazaba de un modo inconsciente a su criatura. Es difícil de creer que tantas gestantes desearan no serlo, pero el caso es culpabilizar a la víctima.

Las causas pueden ser variadas, y los últimos descubrimientos apuntan a que una hormona, la gonadotropina coriónica, tal vez sea una de las principales responsables de las náuseas. Esta hormona se sintetiza únicamente en el embarazo e incide en el centro del vómito. «Según las estadísticas, el 70 por ciento de los casos de náuseas y vómitos en el embarazo ocurren entre la cuarta y séptima semana; el 60 por ciento, antes de la semana 12; solo el 10 por ciento de las gestantes continúan con estos síntomas a partir de la semana 16 y entre el 1 y el 20 por ciento, más allá de la semana 20».[11]

Las recomendaciones pasan por hidratarse abundantemente, comer alimentos ligeros cada tres horas, ingerir frutos secos, evitar el picante, tomar galletas al despertar, incluir el jengibre en la dieta, consumir cítricos y beber agua fría. En caso de que las náuseas sean continuas y acaben en vómitos, el ginecólogo puede recomendar Cariban, un medicamento que las mitiga.

Lo bueno del asunto es que, según un estudio publicado en la revista científica *JAMA Internal Medicina*, las náuseas protegen al feto y el riesgo de aborto disminuye entre un 50 y un 75 por ciento en comparación con los casos de embarazos en que no se experimentan. De todas formas, los especialistas aseguran que no tener el estómago como una centrifugadora no significa que el bebé no esté sano. Lo malo del asunto es obvio: sentir náuseas a diario es de lo más desagradable.

Mi amiga Limón se pasó de esta guisa todo el embarazo. Tenía la esperanza de que a partir del tercer o cuarto mes la cosa mejoraría, pero no, las náuseas le cogieron cariño y no se separaron de ella. La he llamado así porque se tomó en serio la recomendación de ingerir cítricos y se pasaba el día chupando limones. Y, además, porque el carácter se le volvió un poco ácido en aquellos meses, que para ella no fueron una dulce espera, sino un interminable calvario.

Limón es una chica increíble, divertida, ingeniosa, irónica y resolutiva como pocas. Nos conocimos hace muchos años en un seminario y compartimos habitación. Los que dormían al lado de la nuestra nos cogieron manía, pues antes de dormir solíamos acabar a carcajadas por cualquier nimiedad. Cuando descubrimos lo molestas que éramos para nuestros vecinos, intentábamos reír tapándonos la boca, pero aun así me costaba, pues resulta muy difícil no desternillarse a su lado. Un duende envidioso secuestró la sonrisa de Limón durante todo su embarazo. Yo entonces ya había sido madre y le había explicado

[11] Laura Tardón, «¿Por qué tenemos náuseas durante el embarazo?», *El Mundo*, 7 de abril de 2016, en: <http://www.elmundo.es/salud/2016/04/07/57054e 8fca4741b6448b462c.html>.

que apenas tuve problemas en la gestación. ¡Craso error! Hice justo lo que no debe hacerse en estos casos: contar mi experiencia concreta como si fuera universal. La desventurada Limón confió en mis palabras y le pilló por sorpresa un embarazo-enfermedad. Además de las náuseas acompañadas de vómitos, sufría una alergia en la piel y muchas noches no podía dormir del picor. Ella, que siempre había contado con mucha energía, se enojaba consigo misma por deambular como una zombi por la vida. Y lo que más me dolía a mí era que ya no veía sus dientes: sus labios habían sellado la sonrisa que la caracterizaba.

Antes de que empezara a padecer aquella especie de plaga bíblica disfrazada de gestación, habíamos programado un viaje juntas, el último de ella como no madre y el primero que yo hacía por placer desde que lo había sido, hacía cinco años. Encontramos una oferta para irnos una semana a Shangái y allá que nos fuimos con la sana intención de volver a reírnos de todo, como en los viejos tiempos. Y estuvimos a punto de acabar llorando. Nunca había visto a Limón tan refunfuñona y agobiada. No creo que su malestar pudiera atribuirse a los cambios hormonales, sino a que se encontraba mal a todas horas. Fluctuaba entre un estado terrible y otro horrible. La principal razón eran las náuseas. Lo había probado todo para combatirlas: las cinco comidas diarias, la hidratación constante, las galletas; y nada. Se quedó con los limones porque eran los únicos que le procuraban un efímero alivio y además le gustaban. Cada vez que se acercaba la hora de comer, el ánimo de Limón se ensombrecía, pues anticipaba lo que le aguardaba después: náuseas, acidez y vómitos. Tras meses probándolo todo, había decidido que lo de las cinco comidas no funcionaba y, encima, suponía un martirio para ella, así que solo hacía una, pues apenas tenía hambre. El problema fue que no se le ocurrió comentarlo con una servidora, que era su compañera de viaje. Cuando le sugería entusiasmada que podríamos ir a cenar a tal o cual lugar, Limón me miraba enfurruñada: «¿Ya tienes hambre? Pero si acabamos de comer...». Yo miraba el reloj y comprobaba que habían pasado unas cinco horas desde la última ingesta. Y luego, no sé cómo lo hacía, pero me encontraba en el hotel, a una hora en la que no había restaurantes abiertos, y con mi estómago bramando desconsolado. Tras pasar un par de noches sin cenar, yo me subía por las paredes, así que urdí un plan: le proponía a Limón que descansara un rato y le decía que me iba a dar una vuelta, pues había descubierto que el simple hecho de hablar de comida le producía más náuseas. Me dirigía a hurtadillas al único restaurante abierto cerca del hotel: un *fast-food* donde se daban cita todos los turistas que renegaban de la comida asiática y se aferraban a grasientas hamburguesas. Me camuflaba como una más entre ellos, mientras Limón en el hotel seguía digiriendo el pato laqueado que habíamos tomado al mediodía. De esta forma, conseguimos una armoniosa convivencia durante aquellos días. Y yo unos quilos de más.

Hace poco fui a ver a Limón y a su hija. Mi amiga había recuperado la sonrisa y su hilarante sentido del humor. No exagero con lo de la risa: su hija es también la niña más sonriente que he conocido, tal vez porque ve que su madre se pasa el día carcajeándose. Aunque no sirva como caso científico, todo parece indicar que el malhumor de Limón durante el embarazo no hizo mella en la niña. Mientras paseábamos, Limón vio pasar a una embarazada y se le escapó un «¡Pobrecita!». Le pregunté si la había entendido bien y asintió. Me explicó que, así como la gente tiene por costumbre alegrarse del embarazo de las demás, ella siente una infinita compasión cada vez que se entera de que una amiga está en estado. Para Limón, como para algunas mujeres, el embarazo es sinónimo de sufrimiento. Para mí fue un período más, y lo que me asustaba era lo que ocurriría después. El máximo fastidio al que tuve que enfrentarme fue el de cambiar algunos hábitos durante nueve meses. Y esa es la cuestión que ahora abordaremos.

Este capítulo ha sido revisado por:
David Bueno, profesor e investigador en genética y neurociencia de la Universidad de Barcelona.

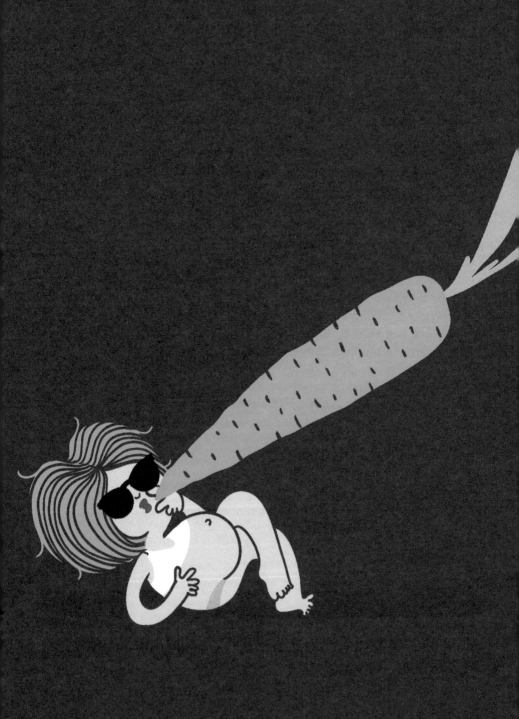

FUMANDO YA NO SE ESPERA

Con las prohibiciones
hemos topado

Cuando te conviertes en una embarazada, lo que has hecho hasta el momento carece de importancia. Da igual que hayas sido una adicta convicta y confesa a los productos macrobióticos o una fumadora empedernida de *crack*; da igual que hayas cerrado los locales más sórdidos de tu urbe o que lleves lustros practicando el saludo al sol cada amanecer. Ahora eres una gestante, una mujer que alberga el milagro de la vida, y todo el mundo esperará que te comportes como tal. Y en esa conducta ejemplar encontraremos restricciones sociales que son más falsas que un billete de quince euros, advenedizas prohibiciones que lo único que pretenden es poner a prueba la capacidad de sacrificio de la madre para que demuestre que está preparada a fin de lidiar con lo que le espera. Sin embargo, hay otro tipo de cambios, aquellos que tienen que ver con orillar hábitos poco saludables, que son insoslayables. De cualquier modo, la demonización de la madre que no renuncia del todo a los malos hábitos, que no es bastante abnegada para apartarse de ellos, que no es capaz de profesar el amor maternal incondicional que debería, es demoledora y en ocasiones un tanto injusta y desmedida.

Ahora se habla mucho de las malas madres, que no son más que mujeres para quienes el cuidado de sus descendientes no se convierte en el epicentro de sus vidas y no se sienten cómodas en ese papel de mujeres dulces y comprensivas que caminarían sobre espinas sin lamentarse por el bien de sus vástagos. Aspiran a construir una existencia en que el cuidado de los niños no se convierta en una mancha de aceite que expanda su grasa en los demás aspectos de su vida. Y se atreven a quejarse, de vez en cuando, de su papel de progenitoras, a demostrar que, por mucho que quieran a su hijo y no vayan a abandonarlo en la puerta de una iglesia, hay momentos en que les gustaría perderlo de vista y recuperar el estatus de ente independiente. Estas mujeres, con mucho sentido del humor —que es la mejor forma—, le han quitado la carga punitiva a la expresión «mala madre», que antes venía a ser de los peores insultos que podían proferirse contra una fémina.

Eso sí, aún hay otra locución que difícilmente perderá su atroz carga, la de «madre desnaturalizada». Es curioso que la palabra *desnaturalizada* aparezca siempre ligada a la de *madre*, pues, si nos ponemos tiquismiquis, casi todo en nuestra sociedad es artificial y, por ende, desnaturalizado. Pero esta unión (*madre + desnaturalizada*) viene a decirnos que ser madre y sacrificarse *ad nauseam* por los hijos es lo natural.

Se da por hecho que convertirse en un aspersor de amor incondicional sin protestas hacia los hijos es el estado «natural» de las progenitoras. Y no serlo supone un esfuerzo de hercúlea maldad, pues se trata de contradecir las leyes de la naturaleza. Ese es uno de los insultos con una carga más alienante socialmente. Una mujer que comete infanticidio, por poner un caso de crueldad extrema e incontestable, no es una psicópata, sigue siendo una madre, pero desnaturalizada. Y una vez que se incurre en cualquier falta de este tipo (no me refiero solo al infanticidio, sino también a otras menores), se la condena al aislamiento social. Y es completamente lógico, pues atentar contra un ser indefenso, seas madre o no, es uno de los crímenes más inicuos que pueden cometerse, a la vez que de los más incomprensibles e indignantes. A mí, leer historias de cualquier tipo de crueldad ejercida sobre niños me altera, me produce una desazón lacerante que me enturbia el ánimo y me enemista con el género humano de una forma que no lo hacen otras noticias de igual brutalidad.

Sin embargo, ese estatus de «madre desnaturalizada» o de «mala madre» (sin la carga irónica que ahora se ha conseguido insuflarle a la expresión) tiende a emplearse con demasiada ligereza. Y solo falta que una madre encienda un cigarrillo durante el embarazo o se tome una copa para que ingrese en este vil colectivo. En este capítulo se demostrará que los malos hábitos no son una buena idea cuando estás gestando, como está científicamente comprobadísimo, y que la futura madre, si antes no llevaba una vida muy saludable, tendrá que cambiar ciertas costumbres para que su embarazo llegue a buen término. Pero eso se llevará a cabo sin juicios de valor ni exageraciones apocalípticas.

BRINDAR Y BEBER

No exagerar no significa no ser fiel a la verdad. Es una obviedad por todos conocida que el alcoholismo es un problema de salud grave, y cobra tintes aún más dramáticos cuando la mujer está encinta. «Produce un deterioro importante del feto, que disminuye su desarrollo, y especialmente afecta a tejidos ricos en grasas, como es el sistema nervioso central, produciendo una disminución del desarrollo encefálico, el llamado síndrome alcohólico fetal con microcefalia y retraso mental importante», explica Máximo Vento, presidente de la Sociedad Española de Neonatología. También ha de tenerse en cuenta que una madre alcohólica por lo general no tendrá unas costumbres que brillen por saludables (seguramente padecerá tabaquismo, hará escaso ejercicio físico y seguirá una dieta pobre), lo cual no permitirá que su cuerpo esté en las mejores condiciones para la formación del feto. Por no hablar ya de las complicaciones que acarreará en una persona con una adicción hacerse cargo de un bebé.

Las descorazonadoras imágenes de niños con síndrome alcohólico fetal, que tienen en muchos casos el rostro deformado, han servido para concienciarnos, por si nos quedaba alguna duda. Cada año nacen en el mundo 119.000 niños con esta enfermedad, siendo los países con mayor prevalencia en nuestro continente Rusia, Reino Unido, Dinamarca, Bielorrusia e Irlanda. Se estima que el 10 por ciento de las madres beben durante el embarazo. El síndrome es una macabra lotería, pues afecta a uno de cada 67 bebés de madres bebedoras.[12]

Ser alcohólico tiene un estigma social. Y ser alcohólica aún más. Que las mujeres beban, como que fumen, siempre ha lastrado una mácula social mayor. Lo curioso es que, por mucho que denostemos a los alcohólicos, vivimos en una cultura en la que el consumo de alcohol se vincula al ocio y la diversión. «Vamos a brindar para celebrarlo» es una frase consustancial a nuestra sociedad. Yo aún no he conocido a nadie que brinde con leche desnatada. El alcohol es festivo y social, e incluso se recomienda su consumo moderado. ¿Debe privarse una embarazada de tomarse una copita de vez en cuando? Aquí hay un gran debate entre los propios médicos. La respuesta oficial es que sí, que mejor no acercar los labios gestantes a las copas rebosantes durante nueve meses. Porque lo de moderado puede convertirse fácilmente en excesivo si la noche confunde a la futura madre. Y por otra razón más científica: la susceptibilidad del feto al alcohol. Todos conocemos a un tipo o una tipa que con solo beberse un par de copas empieza a comportarse como

---

[12] Europa Press, www.20minutos.es: <http://www.20minutos.es/noticia/2933 513/0/cada-ano-nacen-mundo-119000-ninos-sindrome-alcoholismo-fetal/>, 14 de enero de 2017. La información citada está extraída de un estudio del Centro de Atención y Salud Mental de Canadá publicado en el portal Lancet Global Health.

si hubiera acabado con las reservas de vodka de la Federación Rusa. Y a otro u otra que trasiega vasos etílicos como si fueran gominolas y que mantiene la compostura y una expresión que hace pensar que acaba de despertarse de una siesta reparadora. Con los fetos sucede algo similar: los hay muy susceptibles al alcohol y los hay más resistentes. Pero eso nadie puede saberlo, porque habitualmente no salimos con los fetos de copas. Por tanto, en muchos países, incluido el nuestro, las autoridades sanitarias recomiendan la abstención del alcohol durante la gestación. De todas las normativas, la que me parece más curiosa es la de Gran Bretaña, que, aun prohibiéndolo, marca las dosis mínimas, por si la madre hace oídos sordos a la recomendación. «Si usted está embarazada, o planea estarlo, debe evitar el alcohol totalmente. Pero si decide beber, no debe superar más de una o dos unidades de alcohol una o dos veces a la semana para minimizar el riesgo del bebe (una o dos copas de vino una o dos veces a la semana)».[13] No te bañes, pero ahí está la ropa.

Tan importante como delimitar la cantidad es decidir el momento. Una pista: cuanto más tarde, mejor. «El momento más complicado es la embriogénesis, las primeras ocho semanas, cuando se está formando el feto. Y cuando muchas mujeres no saben que están embarazadas, por lo que siempre recomendamos que los hábitos saludables empiecen cuando se planifica la concepción. En los primeros meses del embarazo es cuando el bebé, por diferentes factores, puede sufrir malformaciones. Al final del embarazo, las consecuencias de cualquier hábito poco saludable existen, pero no son tan graves. Si cuando llevas veinticuatro semanas de gestación te tomas una copa, no es preocupante. En cambio, sí lo es que lo hagas a diario. Parte del alcohol traspasa la placenta, así que una ingesta que para un adulto no es relevante, para un feto de 200 gramos puede suponer una trompa monumental», ilustra Vento.

No puedo evitar que me venga a la cabeza la imagen de lo que debe ser un feto ebrio. Allí, pobrecito, encerrado entre cuatro paredes, sin saber lo que le ocurre y sin poder enviar un mensaje bochornoso a un ex del cual arrepentirse al día siguiente. No quiero frivolizar, pues es un problema serio, pero hasta que escuché las palabras de Vento,

---

[13] «BuenaVida, Revista de Bienestar», *El País,* 9 de octubre de 2015.

aunque era consciente del daño que provocaba el alcohol, no imaginaba que realmente el feto pudiera pillar una señora melopea.

Para ilustrar la conveniencia de esperar a que el feto esté formado, el presidente de la Asociación Española de Pediatría pone un ejemplo muy didáctico. Imaginémonos que el bebé es un coche en una cadena de montaje. Si durante el proceso se ensamblaje una de las piezas está defectuosa, el vehículo nunca funcionará correctamente. En cambio, cuando ya está montado, puede que la capa de pintura no quede del todo bien o que tenga algún rasguño, pero en la mayoría de los casos eso podrá solucionarse. La medicina puede repintar, pero no reparar un defecto congénito.

EL ASOMBROSO CASO DEL GINTONIC IMAGINARIO

Durante el embarazo yo apenas bebí. Me tomé, ocasionalmente, alguna cerveza o un vaso de vino, pero renuncié a cualquier combinado de alta gradación. Justo una semana antes de que naciera mi hijo, celebré mi cumpleaños en una coctelería. Entre los invitados estaba Lacriticona (que ni siquiera es muy cercana a mí), una amiga de Miamigamaslista. Algunos de los invitados acabaron en un estado etílico que no les hubiera permitido ni conducir ni hablar del bosón de Higgs —aunque, ahora que lo pienso, tampoco tengo amigos capaces hablar de ese tema estando serenos—. El caso es que, por decirlo finamente, algunos se pusieron finos. Yo iba paseándome por el local, con un vaso de tubo con agua, identificando los grupúsculos que conservaban intacta su capacidad de habla. Y en uno de ellos estaban Lacriticona y otros amigos con quienes estuvimos echándonos unas risas. También estuve con mis amigos achispados y tengo un recuerdo divertido de aquel día: yo, con una barriga a punto de estallar, celebrando mi último cumpleaños de no madre.

Unos meses después, cuando ya había dado a luz, fui a una cena en la que estaba Lacriticona. Entre plato y plato, sin que viniera a cuento y vociferando, soltó que yo, una semana antes del parto, había estado poniéndome ciega de gintonics. En un primer momento pensé que simplemente se había confundido y le expliqué que había estado bebiendo agua. Pero ella no me creyó o quiso continuar con su historia, que le gustaba más que la realidad. «No pasa nada, mujer, tu hijo está bien. Libérate y admítelo», repetía riendo. El resto de comensales, que eran más conocidas que amigas, me miraban con reprobación creciente. Mi negación de que aquello hubiera ocurrido parecía una excusa de mal pagador. Hubo un momento en que ya no sabía si estaba indignada porque no reconociera su error y siguiera en sus trece o porque me acusara de tomar gintonics, cuando es una bebida que detesto, siempre he sido más de dry martinis. En un intento patético para que me creyera, repuse: «Pero ¿qué dices? ¡Si odio la tónica!». A lo que ella replicó: «Pues aquel día no lo parecía...», lo que provocó una risotada general. El enfrentamiento por el gintonic imaginario se convirtió en el centro de la conversación durante un tiempo que se me antojó interminable y en el que, pese al tono aparentemente divertido, Lacriticona y yo le sacamos brillo a nuestro arsenal de pullas. Cuando salimos del restaurante le dije a Miamigamaslista, que también había acudido a la cena, que no me sentía cómoda, que no quería ir a tomar nada con aquella gente y que regresaba a casa. Ella intentó disuadirme.

—Ya sabes cómo es Lacriticona. Pero ¿por qué te lo tomas así? Si te hubieras bebido un gintonic tampoco habría sido tan grave. ¿Qué te importa lo que piense esta gente? Además, te recuerdo que jugabas a la embarazada borracha con Bro.

Esto es algo que explicaré más adelante y que demostrará que tal vez mi reacción fue un poco desmesurada y que pudo deberse al mal momento que estaba viviendo con el posparto.

—Tienes razón, pero eso era una broma que nadie se creía. Lo que no soporto es que me acusen de mentir, y aún menos que me juzguen —respondí enfurruñada—. He pasado nueve meses en los que el primero que cruzaba la calle se atrevía a decirme lo que tenía o no que hacer, y estoy hasta las narices. Quiero ser invisible y que me dejen en paz. ¿Crees que es normal que el tema de conversación de una cena tenga que ser si una mujer embarazada se bebió o no un maldito gin tonic? Pues habrá mujeres que lo hagan y no por ello son unos monstruos.

Reconozco que estaba ultrasensible. Si me hubiera presentado a un examen de posparto, hubiera sacado un muy deficiente monumental. Me sentía desubicada intentando encontrar mi papel como madre e irascible por el cansancio. Pero había un hecho irrefutable:

que una embarazada tomara una copa era un tema de conversación, y de crítica, aunque fuera socarrona.

Miamigamaslista no insistió para que me quedara y me confesó que ella también estaba aburriéndose como una ostra viendo un partido de béisbol. Me propuso que nos fugáramos a tomar algo ella y yo, porque intuyó que me vendría bien hablar de algo que no fueran pañales y modelos de madres ejemplares. Y pasamos una noche maravillosa con una conversación que por fin versó sobre mil cosas que no tenían que ver con la maternidad. De todas formas, cuando volví a casa seguía enrabietada como una niña de parvulario y perpetré la venganza infantil y cobarde típica de nuestros tiempos: bloqueé en mi Facebook a la susodicha. Tiempo después, Lacriticona le comentó estupefacta a Miamigamaslista que había descubierto mi pueril revancha y no comprendía por qué la había condenado al destierro virtual. Miamigamaslista silbó mirando las nubes como si desconociera el motivo. Seguramente Lacriticona nunca le dio la misma importancia que yo a sus palabras. Y eso puede ser porque: a) no la tuvieran y yo lo sacara todo un poco de madre; b) ella fuera una desalmada con la empatía amputada; o c) juzgar el comportamiento de una embarazada es algo tan integrado socialmente que no parece que pueda ofender. Yo me decanto por un cóctel entre *a* y *c* con algunas gotas de *b*. Eso sí, sin tónica, por favor.

PROVOCANDO, QUE ES GERUNDIO

Mi ánimo durante el embarazo, sobre todo en los primeros meses, era mucho más despreocupado y a veces resultaba provocador. Veía como la gente se empecinaba en darme consejos y me lo tomaba con bastante ligereza y sentido del humor. Pero después, por saturación, empezó a molestarme. Y cuando nació mi hijo ya no podía más de recomendaciones incesantes. En aquellos primeros meses quedaba a menudo con Bro, mi mejor amigo, el hermano que me hubiera gustado tener y el hombre con quien es imposible dejar de reír, y a la vez con el que más a gusto se puede llorar. Encontré un local cerca de mi casa donde servían cerveza sin alcohol de barril. La cerveza sin alcohol de botella me sabe a regaliz orinada (lo siento por si algún fabricante de esta bebida tenía previsto esponsorizar el libro). En cambio, la de barril es otra cosa, y en Barcelona hay pocos locales en que la sirvan, pero di con uno y me pedía unas jarras mastodónticas que me servían de placebo. Era como seguir tomando la cervecita de después del trabajo, como si nada hubiera cambiado. Bro y yo nos sentábamos en una avenida a ver pasar a la gente y a hablar de nuestras cosas. Un día nos dimos cuenta de que más de una persona se quedaba mirándome.

—¿Por qué la gente debe mirar a las embarazadas? ¿Tú lo haces? —le pregunté a Bro.

—No, pero creo que te miran porque estás bebiendo —me respondió.

—No lo había pensado, ¡se creen que soy una embarazada alcohólica!

Y empecé a torcer el morro y a emular a una borracha. No se me dan muy bien las imitaciones; bueno, voy a admitirlo, soy un auténtico horror en cualquier tipo de imitación, ya sea de acento, estado anímico o personaje conocido. Y tampoco elevé mucho la voz. Sospecho que, si alguien me miró, más que pensar «Pobre niño, tiene una madre alcohólica», debió decirse: «Pobre niño, tiene una madre que está como una regadera».

Desde aquel día, cuando notaba alguna mirada que iba de mi jarra de cerveza sin alcohol a mi barriga, soltaba algún exabrupto fingiendo sin mucho tino un estado etílico. Se convirtió casi en un juego: Bro me avisaba de si alguien me miraba y yo empezaba con mi numerito. Y luego me entraba la vergüenza o la risa y nunca podía acabarlo con cierta verosimilitud.

Un día, después de una de esas chanzas, me miró fijamente y me preguntó.

—¿Cómo lo llevas? Porque tu problema no es beber, y lo sabes.

Sabía muy bien a qué se refería y tenía pocas ganas de hablar de ello.

—Como puedo... —contesté.

—Odio ser el que te dice que no hagas algo, pero tienes que hacer un esfuerzo. Estás embarazada, esto es serio.

—Lo sé, lo sé. Creo que esa señora me ha miradooooo. Estoy muy borrachaaaa...

AL MENOS CINCO, ¿NO?

Sabía muy bien a qué se refería Bro: al tabaco. Era mi talón de Aquiles del embarazo. Empecé a fumar a los veinticuatro años, por una razón tan estúpida como querer adelgazar cuando ni siquiera tenía sobrepeso. En aquella época había acabado los estudios y estaba muy nerviosa porque no encontraba trabajo. Me ponía terriblemente caprichosa en cuanto a la comida. Se me antojaba cualquier alimento (por lo general, grasiento y calórico) y me engañaba a mí misma diciéndome que, como estaba tan inquieta, me lo había ganado. Me di cuenta de que aquella estrategia no me ayudaría a encontrar trabajo y sí a tener que renovar el vestuario por necesitar una talla más. Y, como aún no disponía de ingresos fijos, iba a ser un poco difícil que me dieran trabajo si me presentaba sin ropa a las entrevistas. Así que urdí, con esa rotundidad absurda de las cosas que se hacen con veintipocos, un plan genial: fumaría durante un mes para quitarme la desazón y después lo dejaría. Y catorce años más tarde, con trabajo y una dieta equilibrada, seguía fumando.

Es curioso que perder peso siga siendo la razón para empezar a fumar de algunas tontainas, como una servidora. Ya en los años veinte del siglo xx, el eslogan que Lucky Strike lanzó para hacerse con el público femenino fue: «Toma un Lucky en lugar de un dulce». Y fue atrevido, pues hasta hacía muy poco las féminas que fumaban pertenecían a la marginalidad; en concreto, el humo en bocas carmesí se relacionaba con la prostitución. En 1929, un grupo de mujeres escandalizaron a la sociedad neoyorquina encendiéndose cigarrillos en un desfile de Pascua. Llamaban a sus cigarrillos «la antorcha de la libertad» y reivindicaban precisamente su derecho a fumar, a arrebatar a los hombres ese objeto de poder y sensualidad que les había sido vetado. La manifestación, en apariencia improvisada y feminista, no era ni una cosa ni la otra. Había sido orquestada por un hábil publicista de la época, Edward Bernays, que había contratado a unas bellas modelos para que se dejaran fotografiar espirando el humo. ¿La razón? Conseguir acabar con el tabú que impedía a las mujeres fumar y así aumentar el número de compradores de cajetillas de tabaco. Y lo consiguió. A partir de entonces, el tabaco se convirtió en un símbolo de liberación y de glamur. En las décadas de los cincuenta y sesenta, la imagen de una embarazada fumando era el pan nuestro de cada día y no levantaba ninguna ampolla, pues eran los felices e inconscientes tiempos en que todavía no se había descubierto la relación entre el tabaco y el cáncer. Bueno, sí que se había descubierto, pero la poderosa industria tabacalera había lanzado una cortina de humo sobre la cuestión. Los primeros en alertar sobre los peligros del consumo de tabaco fueron los nazis. En 1943, encargaron varias investigaciones sobre los perjuicios que podía ocasionar en la salud. De hecho, las embarazadas del Tercer Reich tenían prohibido fumar y Hitler no permitía echar ni una calada en su presencia. Pero ¿a quién prefería creerse la gente? ¿Al simpático soldado yanqui que repartía cigarrillos entre los civiles liberados de una guerra o al tipo gritón del mostacho?

En 1954, los epidemiólogos británicos Robert Doll y Bradford Hill presentaron estudios que demostraban, sin lugar a dudas, la relación del tabaco con el cáncer de pulmón y diecinueve enfermedades más. La industria tabacalera escondió cuanto pudo esos datos, pero hoy día no hay ser viviente que no sepa que fumar es perjudicial para la salud, especialmente en el embarazo.

«El tabaco reduce la capacidad de transportar oxígeno, con todo lo que ello supone para el feto. Se desarrolla menos, puede tener problemas en el parto, pues está menos preparado para nacer y en la adaptación posnatal, así como en los primeros meses de vid», explica Vento.

Sabiendo todo esto, tu lógica te dice que apagues el cigarrillo inmediatamente, pero tu cuerpo y tu mente no. Por algo es una adicción y no es tan fácil librarte de ella, pues de lo contrario todos lo haríamos. Hay madres que aseguran que en el momento en que supieron que estaban embarazadas sintieron un rechazo inmediato hacia el tabaco. Tuvieron una gran suerte, yo no pude ingresar en ese grupo. Tampoco el 50 por ciento de mujeres enganchadas al cigarrillo, que se esconden para seguir dándole unas caladas, según Elena Castellano, ginecóloga y miembro de la Junta de la Sociedad Catalana de Atención y Tratamiento del consumo del Trabajo.[14]

[14] «El 50 por ciento de fumadoras sigue fumando a escondidas durante el embarazo», en: <https://elpais.com/ccaa/2017/02/10/catalunya/1486721874_525636.html>.

Después de la de una embarazada dando tumbos aferrada a una botella de tequila, no hay una imagen menos maternal que la de una gestante apurando una colilla. Pero existe una pequeña escapatoria que se ha vuelto muy popular y que algunos médicos han defendido, seguramente sabedores de lo que cuesta apagar el cigarrillo. Una embarazada puede fumar cinco cigarrillos sin que eso afecte al feto. La leyenda urbana ha ido más allá: las embarazadas que dejan de fumar de golpe, podrían tener un aborto por el estrés, y con cinco cigarrillos mitigarán «el mono». Pamplinas. Vento asegura que «en el embarazo tiene que dejarse de fumar. No hay ningún estudio médico que recomiende un número de cigarrillos en concreto. Sería poco ético plantear un trabajo científico de este tipo. Lo que pasa es que, cuando los ginecólogos ven que las madres no pueden dejar el tabaco, intentan que al menos fumen lo menos posible, y por eso, seguramente, se ha popularizado esa idea de que con cinco cigarrillos no pasa nada. Pero al igual que sucede con el alcohol, depende mucho de lo susceptible que sea el feto al tabaco, y eso no se puede saber. Lo que sí se sabe es que lo mejor es no fumar».

Me pasé el embarazo hipnotizada. No es broma. Cuando decidí quedarme embarazada, lo intenté todo: lo de leer un libro que anulaba tus ansias fumadoras, lo de los chicles de nicotina y, si me hubieran dicho que hiciera el pino puente, también lo habría probado. Nada. Cuando descubrí que estaba embarazada todavía no había podido desengancharme, así que Padredelacriatura, que llevaba tiempo queriendo dejar de fumar, y yo encontramos la solución: la hipnosis. Nos leímos el libro de un reputado hipnólogo y acudimos a una sesión colectiva. Era un viernes por la tarde y volvimos a casa pletóricos, convencidos de que habíamos conseguido erradicar para siempre esa ansia esclavizante.

—¡Ese tipo es un genio! —repetía Padredelacriatura.

—Sí, es verdad, pero pásame la manta que tengo temblores —le respondí.

—Uy, qué casualidad, yo también.

Padredelacriatura y yo no teníamos frío, sino un mono monumental que pasamos bajo una manta, viendo series. Engullíamos dulces y nos decíamos que era patético que la privación tabaco nos hubiera dejado en aquel estado. Pero el lunes la cosa mejoró y siguió así durante un mes y pico. Pasado ese tiempo, me di cuenta que estaba a punto de recaer, que cada vez que alguien fumaba cerca de mí tenía ganas de esnifar su humo o arrebatarle el cigarrillo. Así que, como en el precio nada módico de la hipnosis se incluía otra sesión de refuerzo, decidí volver. Le pregunté a Padredelacriatura si quería acompañarme.

—No hace falta, ya no lo necesito. ¡Ese tipo es un genio! —repitió, pues aquella frase se había convertido en su mantra particular, que coreaba a todo aquel que se le acercara.

La verdad era que Padredelacriatura había empezado a fumar a escondidas como un poseso. A mí volvieron a hipnotizarme y pasé unas semanas tranquila. Pero después noté de nuevo que iba a recaer y encontré a otro hipnólogo, con quien me sometí a otras dos sesiones. Estaba gastándome más en hipnosis que en tabaco y el efecto me duraba poco, así que me creí lo de los cinco cigarrillos. Me compré una bonita pitillera, donde ponía mi dosis diaria para no pasarme del límite. Cuando había quedado con amigos, intentaba reservarme los más posibles para disfrutarlos en una situación social. Recordemos que entonces aún se podía fumar en los bares y me resultaba más difícil contenerme si todo el mundo fumaba a mi alrededor. Y de esta manera todo el mundo acabó creyendo que me había pasado el embarazo fumando como una carretera. Pues cuando salía era cuando fumaba y, por tanto, cuando me mostraba al mundo y me exponía a los juicios. Bro me regañaba a menudo y le costaba creer que era el tercero o el cuarto del día.

Cuando nació mi hijo ocurrió el milagro: se me pasaron las ganas de fumar. Así, de golpe, como si hubiera tenido una epifanía. Veía a mis amigas buscando un bar donde comprar tabaco y me sentía en paz por no tener esa necesidad. Me duró unos meses, pero esa es otra historia que no viene al caso.

Ahora, desgraciadamente, he vuelto a fumar y sigo recibiendo críticas por ello. Como es evidente, tengo dos dedos de frente y nunca fumo delante de mi hijo ni me dedico a expulsar bocanadas de humo en su cara. Pero, aun así, en más de una ocasión me han dicho: «Deberías dejar de fumar por tu hijo. No es un buen ejemplo». Pero extrañamente nunca he oído que le dijeran la misma frase a Padredelacriatura ni a ningún otro progenitor dotado de aparato sexual masculino. De nuevo, es curioso que las mujeres deban tener hábitos saludables e impecables incluso cuando no tenerlos no dañe a sus hijos.

UNA MALA MADRE CON PEDIGRÍ

Durante el embrazo, parece que haya cámaras de seguridad controlando tus movimientos y, si incurres en alguna «falta», esa imagen de ti ya ha quedado registrada para siempre jamás. «Sí, va de muy buena madre, pero fumó como una carretera durante el embarazo», puede decirse de una madre cuyo hijo sobrepasa la treintena. La gente que critica tiene una memoria de elefante que se agudiza aún más durante la maternidad ajena.

Estoy refiriéndome a pequeños pecados que tienden a magnificarse. Por el contrario, si la falta es considerada grave, la madre necesitaría de diez vidas para purgar su pecado.

Veamos, por ejemplo, el caso práctico de una mujer que consiguió el genuino título de «mala madre» durante el embarazo y que muchos años después —su hija tiene ahora veinticinco— sigue ostentándolo. Courtney Love, la vocalista de The Hole, a la que siempre se le antepone el título de esposa del difunto Kurt Cobain, nunca pretendió ser una buena chica. Actuaba con vestidos de muñeca y el maquillaje corrido, profiriendo groserías por doquier. No era la amiga a la que llevarías a una modosita reunión de Tupperware. No contaba con muchas simpatías, pues las parejas de los ídolos musicales nunca consiguen el beneplácito de los fans de estos, que son como suegras quisquillosas para quienes la mujer escogida por su hijo nunca es suficiente. Si las suegras suelen recriminar a las nueras el hecho de ser una mala influencia para sus angelicales niños e impedirles que estudien, los fans suelen acusarlas de entrometerse en la creación artística de sus ídolos. Courtney Love se convirtió rápidamente en la Yoko Ono del *grunge*. El chico malo había colisionado con una oxigenada horma de su zapado. La relación de Love con el depresivo Cobain no era muy estable, que digamos; costaba imaginárselos desayunando mientras leían el periódico o invitando a sus amigos a tomar té y pastas saladas. Eran justo lo que en ese momento se esperaba de las estrellas del *rock*: autodestructivos, irreverentes, escandalosos y poliadictos.

A finales de los ochenta y principios de los noventa, la heroína corría a mares por los *backstages* de Los Ángeles y la pareja flotaba entre chutes de caballo. Y he aquí que la procaz cantante se quedó encinta. Y sus niveles de popularidad, que no eran como para presentarse a unas elecciones, se estrellaron para siempre cuando la revista *Vanity Fair* reveló que Love había consumido heroína durante el embarazo. A raíz de ello, la pareja perdería temporalmente la custodia de su hija.

Durante su embarazo, el entorno de Love le recomendó que abortara, pero ella siguió adelante. La versión de la cantante es que se inyectó un pico antes de saber que estaba en estado y después se desenganchó. Argumenta que incluso no fumó durante la gestación y se puso parches de nicotina. Pero nada de ello la redimió: Love será hasta el resto de sus días la santa patrona de las malas madres, e incluso de las desnaturalizadas. Y, más de dos décadas después, sigue teniendo que explicar en las entrevistas por qué no se estuvo quietecita y se abstuvo de inyectarse heroína aquel aciago día (si es que solo fue uno, como ella sostiene).

Pese a que la hija de Cobain y Love no parece presentar ninguna secuela y simplemente adolece del excentricismo de ser hija de famosos, Máximo Vento ilustra lo que puede ocurrir cuando barrigas gestantes y drogas se van de paseo. «Hay drogas que por sí mismas pueden causar daño al feto; así, la cocaína se asocia con problemas vasculares cerebrales como trombosis o infarto, y producen daños irreparables. Otras, en cambio, como los opiáceos (morfina, heroína), producen un síndrome de abstinencia importante después del nacimiento, cuando el bebé no recibe la droga».

Consumir heroína durante el embarazo no es solo una mala idea, sino un peligro real para el feto, que no tiene ninguna culpa. Y ello está por encima de las consideraciones sociales de lo que supone o no ser una buena madre. Cada uno, de acuerdo con su escala de valores, decidirá (y seguramente juzgará) si una arriesgada decisión imposibilita de por vida a una mujer para desempeñar el rol de madre.

ANGELICAL UNA VEZ, ANGELICAL PARA SIEMPRE

Creí que el embarazo era como una fractura. Durante un tiempo no puedes hacer muchas cosas, pero, cuando te libras del yeso y empiezas la recuperación, ya estás lista para llevar una vida normal. Pero me equivocaba. La gestación viene a ser el entrenamiento de las buenas costumbres y la maternidad es la maratón en que debes demostrar tu santidad. Fumar, beber o salir son cosas que las buenas madres no hacen. Y no me refiero a ser una perdida que llegue a casa dando tumbos, se confunda y acabe poniéndole un tanga en vez de un pañal a su bebé. Me refiero a recuperar tu vida, tanto profesional como personal, y también la social. Salir con tus amigos o irte de viaje —aunque tu hijo esté bien cuidado— te convierten también en una madre de segunda división.

Me pasó con mi primera salida después de dar a luz. Como ya he dicho, no ingerí bebidas de alta graduación, lo que no hubiera supuesto ningún problema si no fuera porque era una prohibición. Saber que no puedo hacer algo me lleva a desearlo aún más. Tal vez pase meses sin probar el chocolate, pero, si un médico me dijera que por cualquier razón debo dejar de comerlo, estoy segura de que vería onzas hasta en las baldosas de la calle. Con la bebida me ocurría lo mismo. De hecho, tenía una obsesión concreta: el dry martini. Mi querencia por este cóctel me viene de mi abuela, una mujer que tenía más estilo que Lauren Bacall y Marlene Dietrich juntas y que únicamente me dio dos consejos en la vida que he intentado seguir a rajatabla: «Nunca te creas a un hombre cuando dice que cambiará, pues solo lo hacen a peor, y si pides un dry martini, que sea de ginebra Giró». ¡Ríete tú de las sentencias de Mae West con una abuela así! El caso es que al final del embarazo empecé a soñar con dry martinis, con olivas que los perseguían y palillos que se batían en duelo.

Aquella fantasía remitió con el nacimiento de mi hijo; de hecho, la olvidé completamente. Pero una noche vino Profesorahiggins a cenar con su nueva pareja. Estuvimos babeando con mi hijo y, al final la velada, recordé todas las veces que ella y yo habíamos estado tomando algo mientras hablábamos de nuestras cosas. Empezamos a recordar nuestras aventuras, y Padredelacriatura, que sabía mejor que nadie el tiempo que llevaba siendo madre a tiempo completo, lanzó la idea:

—Marga, hace mucho que no sales. ¿Por qué no vas a beber algo con Profesorahiggins? Me quedo con el niño, tómate un par de horas y airéate.

Padredelacriatura llevaba días preocupado porque mi ánimo de posparturienta era más gris que un día londinense. La pareja de Profesorahiggins también estuvo de acuerdo y, de repente, sentí que el modo madre había quedado en *stand by* y por poco arrastro por la melena a Profesorahiggins para sacarla de casa. Debían ser las once y pico o así y de repente me vi en una coctelería, rodeada de gente, y me sentí extraña. ¡Así que el mundo había seguido funcionando como si tal cosa mientras yo ejercía de madre a tiempo completo! ¡Qué curioso! ¡Seguía habiendo gente charlando de cosas que no fueran pañales y cólicos del lactante! Y, por otra parte, mientras estaba allí, no podía dejar de pensar que ya no pertenecía a ese ámbito, que estaba preocupada por si mi vástago estaría en ese momento despertándose o no. La ambivalencia me invadía, así que decidí pedir un *dry martini*, de ginebra Giró, no fuera a ser que mi abuela se revolviera en su tumba. Y cuando tuve la copa en mano, empecé a encontrarme con conocidos. No sé cómo pudo ser que tanta gente que me conocía hubiera quedado justamente en el mismo bar a la misma hora. Además, no es que fueran todos del mismo grupo, iba encontrándome gente a la que conocía de ambientes dispares que por alguna conjunción de los astros o del destino habían coincidido allí. Y todos reaccionaban del mismo modo. Al principio se alegraban de verme, después miraban mi copa, me miraban a mí y entrecortados decían: «Pero, pero... ¿tú no acabas de ser madre hace poco?». Y yo asentía como una niña pequeña a la que han pillado de novillos. No pude acabarme la copa con la que tanto había soñado, estaba agotada, no tenía ganas de estar ahí porque sentía que ya no formaba parte de ahí. Y tenía que buscar el camino para volver «ahí», pero aún no era el momento.

Ser madre y mujer es un campo abonado para el existencialismo, para preguntarte quién eres y adónde vas. Y no existen fórmulas mágicas, pues la personalidad de cada cual deberá encontrar el camino, que nunca debería ser el que los demás marquen.

Acabo de hacer un *flash-forward* al genuino estilo *Lost*. Pero no olvidemos que aún me falta parir, que no es poco.

Este capítulo ha sido revisado por:

Máximo Vento, presidente de la Asociación Española de Neonatología.

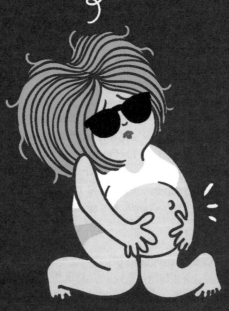

PARIRÁS CON EL DOLOR DE TU VIENTRE... O NO

La anestesia en el parto

Vaya por delante que no quiero crear polémica ni enemistarme con ningún credo, pero siempre me ha parecido que el dios del Antiguo Testamento adolecía de un pelín de malas pulgas. Que sí, que eso de que Adán y Eva, que vivían como marajás en el paraíso, se merendaran la única manzana vedada no fue de recibo. Pero de ahí a espetarle a Eva «En gran manera multiplicaré tu dolor en el parto, con dolor darás a luz los hijos; y con todo, tu deseo será para tu marido, y él tendrá dominio sobre ti»,[15] pues no sé desde mi modesto punto de vista creo que «pecó» de desmedido. Por no ponerme ya pejiguera y hablar de políticas de género, que en aquella época no estaban muy en boga. A Adán le tocó ganarse el pan con el sudor de su frente y quedar a merced de cualquier empresario explotador. Y, respecto a la serpiente, me da que se salió de rositas, pues solo tenía que arrastrarse por el suelo, a lo que se acostumbró con bastante soltura, y conservó su ponzoñosa inquina.

Esta fábula cosmogónica poco tiene que ver con las razones del dolor, como se verá en el siguiente capítulo. Sin embargo, en sus albores, la aplicación de la anestesia en el parto se topo con la resistencia de los creyentes. Los designios bíblicos se habían cumplido a rajatabla y a bramido pelado durante siglos, hasta que el obstetra escocés James Young Simpson (1811-1870) se apiadó del sufrimiento femenino. Primero empleó éter y después cloroformo para soslayar el dolor, y cuenta la leyenda que llegó a hacer experimentos en el salón de su casa, con sus ayudantes, antes de empezar a aplicarlo a sus pacientes. Pero que nadie piense que se marcó un *Miedo y asco en Las Vegas* y que, como su autor, Hunter S. Thompson, se dedicaba a ponerse ciego de éter para alucinar.[16] No, el doctor Simpson era un señor muy respetable que no frecuentaba a abogados samoanos y que hizo mucho por la ginecología, además de aliviar el dolor en el parto.[17]

---

[15] Génesis 3, 16-17.

[16] En el citado libro, el creador del periodismo gonzo, Hunter S. Thompson, consume todo tipo de alucinógenos para explicar sus efectos; por ejemplo, tomó éter mezclado con otras drogas lisérgicas.

[17] Entre algunas de sus múltiples aportaciones, mejoró la cesárea, contribuyó a la higienización de los hospitales, diseñó una ventosa y redujo la hemorragia en casos de placenta previa.

El 20 de noviembre de 1847 publicó en la revista *Lancet*: «He aplicado cloroformo en los partos que he atendido, y con muy pocas y raras excepciones he obtenido excelentes resultados. Ahora me he dado cuenta del inmenso dolor materno y agonía que evita su uso».[18] Por fin alguien era consciente de lo que padecían las parturientas. La técnica era bastante rudimentaria y básicamente consistía en que la gestante respirara un pañuelo impregnado de unas gotas de cloroformo cada vez que experimentaba una contracción.

Simpson tuvo algún que otro rifirrafe con la Iglesia calvinista, que no veía con muy buenos ojos aquello de darle esquinazo a los dictados celestiales. El galeno, que aunque respetable tenía su gracejo, respondía que, según el Génesis, Dios había dormido a Adán para extraerle la costilla con que se creó a Eva y que, por tanto, la Biblia era *anestesia-friendly*. La Iglesia y buena parte del estamento médico no acababan de encontrarle la gracia al chascarrillo y seguían atacando al médico con sus diatribas, argumentando que dolor y parto no podían divorciarse por obra y gracia de la ciencia.

DESIGNIOS DIVINOS, DESIGNIOS REALES

Los resultados de su investigación se extendieron por Reino Unido y, cuando la reina Victoria de Inglaterra (1819-1901) dejó que le aplicaran cloroformo en el parto de su octavo hijo, el príncipe Leopoldo (1853-1884), la Iglesia anestesió sus críticas.[19] La opción de la soberana fue muy criticada por los médicos palaciegos, pero ella, que entonces tenía treinta y tres años y había sufrido lo indecible con los anteriores alumbramientos, hizo oídos sordos, y se convirtió en un ejemplo: «Muchas mujeres en todo el mundo interpretaron la deci-

---

[18] Javier González de Zárate Apiñaniz, Bienvenido Fernández Rodrigo y José Ignacio Gómez Herreras, «Historia del alivio del dolor del parto en España», *Anales de la Real Academia de Medicina y Cirugía de Valladolid*, núm. 52, 2015, pp. 71-84.

[19] El parto tuvo lugar el 7 de abril de 1853 y el médico que la atendió fue John Snow, considerado el padre de la epidemiología moderna, quien además erradicó el cólera de Londres. Posteriormente, el mismo galeno asistió a la reina Victoria en el parto de su novena hija, la princesa Beatriz (1857-1944).

sión de la reina como luz verde para apuntarse a las drogas. La analgesia ya no se consideraba blasfema ni señal de incapacidad para ser madre (aun así, había numerosos médicos que pensaban que las mujeres que no soportaban el sufrimiento físico de dar a luz carecían de la abnegación necesaria para ser madres)».[20]

Como curiosidad, cabe destacar que la reina Victoria fue una de las pioneras —o al menos una de las más célebres de ellas— en criticar la maternidad: detestaba estar embarazada, consideraba que dar el pecho era «asqueroso» y estaba firmemente convencida de que los recién nacidos eran feos.[21]

Durante los años siguientes, el empleo del cloroformo en los partos se conoció con el sobrenombre de «la anestesia de la reina» o «el cloroformo a la reina». Pero eso no significa que se convirtiera en práctica habitual. La mayoría de los nacimientos eran atendidos por parteras a domicilio, por lo que esta técnica se reservaba a las clases acomodadas, para los partos distócicos (difíciles por diferentes razones) o para los que requerían cesárea. De todas formas, el doctor Simpson había llamado la atención sobre el dolor de la madre y, a lo largo del siglo XX, muchos médicos recogieron su testigo. «Es inhumano el consentir que la mujer para con dolores intensísimos... sin procurarle un alivio más o menos grande con el uso de medios que, sin perjudicarla, por lo menos pueden representar un acto de caridad», declaró en 1916 Sebastián Recasens Girol, catedrático de Obstetricia y Ginecología de la Facultad de Medicina de Madrid.[22] Hasta mediados del siglo pasado se combinaron diferentes métodos anestésicos (anestesia general, rectal, raquianestesia...), pero el cloroformo era la más habitual. A partir de la década de los años cuarenta empezaron a descubrirse los efectos secundarios y se apostó por otros anestésicos inhalatorios menos tóxicos. Paralelamente, la investigación de la epidural estaba haciendo sus pinitos. En 1901, y por separado, dos médi-

---

[20] Randi Hutter Epstein, *¿Cómo se sale de aquí? Una historia del parto*, op. cit., p. 89.

[21] José Javier Monroy Vesperinas, *Mujeres de poder*, 2013, p. 117.

[22] Joaquín Cortés Laíño, Avelino Franco Grande y Julián Álvarez, *Historia de la anestesia en España, 1847-1940*, Arán Ediciones, Madrid, 2005.

cos franceses[23] habían inyectado soluciones de cocaína a través del hiato sacro para tratar molestias de lumbago. La técnica tardó mucho en evolucionar porque implicaba diversas variantes: se debía encontrar el lugar en que inyectar, el material ideal para hacerlo, la solución que consiguiera el efecto anestésico... Y estamos hablando de los albores del siglo XX, en que no se disponía de la tecnología actual y las investigaciones funcionaban por ensayo y error. Al final, los propios galenos franceses, después de haber conseguido únicamente dormir a un perro mientras que los humanos seguían despiertos, con los ojos abiertos como platos, se dedicaron a otras líneas de investigación.[24] Varios médicos retomaron posteriormente estas investigaciones, siendo uno de los más destacados el cirujano español Fidel Pagés (1886-1923), que dio con una técnica bastante efectiva a la que apenas algunos de sus coetáneos hicieron caso. Casi una década más tarde, en 1931, el cirujano italiano Achille Mario Dogliotti desempolvó de nuevo la técnica epidural, con mayor éxito entre la comunidad científica. La aportación posterior de médicos argentinos, cubanos, estadounidenses y españoles logró depurarla y hacerla efectiva.

Sin embargo, hubo de pasar un siglo desde los primeros experimentos, justo hasta el año 2000, para que las embarazadas españolas pudieran recurrir a la epidural sin coste alguno. Durante los años noventa, en los centros privados se ofrecía por unas 40.000 pesetas (unos 240 euros). Una de las prioridades del Plan Integral de Atención a la Mujer que presentó el Insalud en 1998 era conseguir que en dos años pudiera aplicarse la epidural a todas las embarazadas que lo desearan y que el sistema sanitario cubriera el gasto. Por tanto, cuando yo di a luz, en 2010, era una práctica habitual, pero también se había iniciado un movimiento, del que hablaré más adelante, que reivindica el derecho de las mujeres a decidir el tipo de parto que desean tener. Esta tendencia llevó a algunas a escoger un parto natural, pues era la forma más efectiva de controlar su cuerpo en el momento de alumbrar.

---

[23] Se trata de Jean-Athanase Sicard (1872-1929) y Fernando Cathelin (1873-1945).
[24] Cathelin consiguió anestesiar a un perro inyectándole tres mililitros de cocaína al 1 por ciento, según se recoge en *Historia de la anestesia en España, 1847-1940, op. cit.*, p. 93.

EL RESURGIR DEL PARTO NATURAL

Yo tenía dos amigas que habían optado por el parto natural y habían acudido al Hospital de la Maternitat, el único centro en Barcelona por aquel entonces brindaba una bañera a las gestantes para que alumbraran sin que ninguna sustancia química corriera por sus venas: ni compuestos para acelerar las contracciones ni chute de anestesia, por supuesto. Había oído sus valerosos relatos tendentes al proselitismo que habían surtido en mí el efecto contrario. Me parecía encomiable que lo hubieran hecho, pero la bañera en cuestión me aterraba más que la ducha de *Psicosis*. Padredelacriatura y yo nunca hemos sido especialmente naturales y hemos demostrado, en algunas ignominiosas etapas de nuestras vidas, una querencia hacia la química en ocasiones preocupante. Por tanto, tras hablarlo brevemente, los dos coincidimos en que, si la madre naturaleza había obsequiado a los humanos con un cerebro capaz de inventar medicamentos, estos no podían ser tan poco naturales, y nos quedamos tan panchos. Soy consciente de que este razonamiento tiene más goteras que los edificios de Santiago Calatrava. La razón que subyacía a la decisión era que no me apetecía demasiado sufrir. En general no soy muy quejica, si no hay más remedio. Me explico: si me toca padecer cualquier incomodidad y no hay alternativa, no abro la boca, pues de poco servirá que me lamente. Pero si veo la posibilidad de evitar un escenario que implique padecimiento, no tengo ninguna duda en tomar ese camino. El parto como proceso biológico no me atraía especialmente. Estaba convencida de que la maternidad empezaría cuando tuviera una criatura de la que ser madre, y me hubiera encantado que el mito de la cigüeña fuera cierto. Por ello, me preocupé poco de todo el proceso a través del cual mi hijo iba a conocer el mundo exterior y tampoco mostré especial interés por lo que le ocurriría a mi cuerpo. Hay muchas mujeres que han disfrutado del proceso y tal vez me haya perdido algo, pero en aquel momento yo lo sentía así. Nadie me facilitó información, pero debo reconocer que tampoco me empeciné en encontrarla.

Un día me desperté con la conciencia clara de que no tenía ni idea de cómo iba a desarrollarse el parto, así que me fui al centro público de mi barrio donde impartían cursos preparto, ávida de sabiduría ginecológica. Pero, como solían decir en el colegio, de nada sirve estudiar la noche de antes si no lo has hecho en todo el curso. Y yo iba de cabeza al muy deficiente en cuanto a nacimientos se refiere. Pero ahí estaba, dispuesta a conseguir un 4,5 que se convirtiera en un caritativo suficiente pelado.

—Buenas tardes, me gustaría saber cómo funcionan los cursos preparto —le dije tímidamente a la recepcionista del centro.

Ella escrutó mi abultada barriga con recelo y entonces empecé a barruntar que yo había hecho algo mal.

—Pero ¿de cuánto estás? —Por su tono desesperado ratifiqué mis sospechas: había hecho algo muy mal.

—De ocho meses —musité bajando la cabeza y mintiendo como una bellaca, pues me faltaban dos semanas para salir de cuentas.

—Llegas tardísimo, ahora ya vamos por las clases de lactancia —repuso la amable funcionaria que, al ver mi expresión de consternación, me envió a casa con una bolsa repleta de DVD y folletos sobre el parto.

Midoctorhouse nunca había tenido a bien mencionarme aquellos cursos y, por alguna razón que se me escapa, yo me había montado una película en la cual duraban un par de sesiones. Esa realidad paralela solo existía en mi atribulada testa: habitualmente se alargan hasta diez y duran entre hora y media y dos. Vi aquellos vídeos con unas animaciones muy poco trabajadas de bebés que se deslizaban por el interior de sus madres rumbo al exterior. Me puse muy quisquillosa ante aquella realización tan rudimentaria y, cuando quería darme cuenta, el vídeo ya se había acabado y tenía que volver al principio para centrarme en el contenido. También me leí un sinfín de prospectos sobre cómo practicar masajes estimulantes para bebés, que aún no sé por qué la señora de los cursos preparto consideró importante adjuntar. En resumen: no entendí nada. Decidí confiar en la ciencia, porque lo que era en mí misma estaba claro que no podía.

Faltaban unos quince días para el dar a luz y debía acudir a la consulta del ginecólogo semanalmente. Durante media hora ataban unas correas a mi panza para realizar una monitorización fetal, que consiste en comprobar el latido del feto y el tipo de contracciones que tienes. La refunfuñona enfermera que me atendía solía hacerse un lío: cambiaba las correas de lugar y al cabo de media hora concluía que debía repetir la prueba. Yo me enfadaba bastante, pues me aburría sobremanera al estar allí estirada sin poder moverme y con un enervante pitido de fondo. Después, cruzaba el pasillo que separaba aquella sala de torturas de la consulta de Midoctorhouse, quien me aseguraba que todo iba bien y me aconsejaba que no me impacientara, porque el parto podía retrasarse una vez hubiera salido de cuentas, y me volvía a casa muy satisfecha, pues no tenía ninguna prisa por ser madre. La señora Impaciencia no se había pasado a visitarme; de hecho, estaba de vacaciones en algún balneario europeo. Conozco gestantes que ansían el feliz desenlace, ya sea para librarse de las molestias del tramo final del embarazo, ya sea para verle por fin la tez a su descendiente. Yo no engrosé sus filas. Me había instalado en mi papel de embarazada y había momentos en que me parecía más un fin en sí que un medio. Experimentaba un temor progresivo, no al parto, sino a lo que supondría la llegada de mi bebé. ¿Cómo iba a encargarme de un ser vivo si no era capaz ni siquiera de apuntarme a tiempo a un curso de preparto?

Uno de los momentos más críticos que recuerdo fue cuando una amiga me cedió su carrito de bebé. Nunca he contado con demasiadas habilidades manuales ni constructivas, no sé si porque me perdí demasiados capítulos de *Barrio Sésamo* o si andaba yo de guateque cuando el Divino Hacedor repartió la psicomotricidad. Enfrentarme a extraer capazos y plegar carritos puso de manifiesto mis carencias y me condujo a la desesperación: ¿quién me había mandado a mí meterme en aquel berenjenal? ¿Cómo iba a ser una madre mínimamente competente si la visión de un carrito me causaba un pánico incontrolable?

Después, lo he hablado con otras amigas y «la crisis carrito» es un clásico que me despoja de cualquier tipo de originalidad. Hay más madres como yo a quienes el transporte de sus vástagos les despierta dudas existencialistas. Creo que es un objeto físico al que puedes culpar de tus inseguridades psíquicas. Poniéndome filosófica diría que hace tangible lo intangible.

EL ÚLTIMO GRAN GOLPE

Tras sobrellevar con poca dignidad el *affaire* carrito, decidí concentrarme en otros temas. Lo peor que podía acontecerme era que jamás pudiera sacar a mi descendiente a la calle, que me quedara encerrada de por vida, que tuviera que alimentarme con pizzas a domicilio y que algún día algún estudiante de cine decidiera dedicarme un documental. Podría titularse algo así como *La madre que nunca salió de casa por no saber montar un carrito*. Decidí centrarme en pensamientos menos tétricos. Faltaban dos semanas para que saliera de cuentas y me había propuesto acabar un par de artículos que tenía pendientes, descansar y prepararme para lo que iba a pasar. Bueno, y también concluir un curso avanzado de montaje de vídeo al que me había apuntado por puro despecho, tras haber sido rechazada en el de preparto. Sé que no fue una decisión demasiado acertada, pero en mi enajenación de embarazada me había parecido una gran idea invertir los últimos días de mi embarazo en el estudio de un complicadísimo programa de edición audiovisual. Mis compañeros de curso me miraban con recelo y sospecho que anhelaban secretamente que me pusiera de parto en mitad del aula, para dar un poco de color a aquellas clases tan soporíferas.

Entonces el destino me puso delante la oportunidad de dar el último gran golpe. Fue como cuando a un atracador de bancos que está a punto de retirarse lo invitan a participar en un robo perfecto que le permitirá retirarse a una isla caribeña donde nadará en la abundancia. La diferencia era que, con lo que iba a ganar con aquel tentador trabajo, dispondría de solo unos tres meses de respiro económico para poder dedicarme a mi hijo. Debía realizar y montar unos cuantos vídeos comerciales para una marca muy prestigiosa que iban a proyectarse en una convención en un estadio de fútbol. Me lo vendieron como un trabajo sencillo: me proporcionaban todo el material audiovisual y yo solamente tenía que editar y beber daiquiris en la playa (bueno, en mi versión, cambiar pañales sin agobios pecuniarios). Dinero fácil, repetía el Mejorfotografodelmundo, que era mi amigo, mi compañero de trabajo y mi cómplice en el golpe. Aquel encargo era el reconocimiento a la labor profesional que habíamos estado haciendo juntos durante los últimos años: por fin nos buscaban para ofrecernos un encargo bien pagado. Nuestras plegarias habían sido atendidas, pero un poco tarde. No sé si en mis pupilas se reflejó el símbolo del euro o imaginé un futuro con labores livianas que me permitirían corretear alegremente con mi churumbel, pero el caso es que acepté. Ningún juez que haya sido *free lance* me condenaría. En un par de semanas lograría financiarme la baja maternal y, si la cosa fructificaba, aquello podría convertir en mi medio de subsistencia. Una forma unilateral de conseguir la conciliación familiar. Si esto fuera una novela, se encontraría en la sección de ciencia ficción de las librerías.

Cualquier madre que sea trabajadora autónoma sabe que con el dinero que recibes por estar de baja difícilmente puedes subsistir, y que resulta casi imposible concentrarse en trabajar desde casa y cuidar de tu hijo. Si todo iba bien y seguía recibiendo encargos de aquel tipo, podría trabajar menos y vivir mejor.

La única molestia que tenía por entonces era que mis tobillos y pies estaban mutando en los de un elefante. Me sentía como Gregor Samsa, el protagonista de *La metamorfosis* de Franz Kafka, que se convierte en un insecto, pero en versión orejón mastodóntico con colmillos. Sin embargo, como aún no me asomaba ninguna trompa, no me pareció una razón de peso para rechazar aquel lucrativo trabajo.

Igual que ocurre en las películas de atracos, todo se complicó, y llegó un momento en que me sentí abrumada por la responsabilidad de dejar en la estacada a los que habían confiado en mí sabiendo que estaba embarazada —que no era algo que yo, por razones obvias, hubiera escondido— y poder parir tranquilamente. Hay que ver cuánta moral luterana del trabajo hemos heredado para que en aquel trance me angustiara por cuatro vídeos, en vez de estar muerta de terror porque iba a pasar por un paritorio sin haber hecho un triste curso de preparto.

Cuando me faltaba una semana para salir de cuentas, le pedí a Chicazen, una amiga que también es montadora de vídeos, que me ayudara y asumiera el proyecto si me ponía de parto. En aquel instante ya maldecía haber aceptado el trabajo y le propuse a ella que se quedara con mi parte del botín. Se plantó un domingo por la tarde en mi hogar y como quien hace testamento le conté cómo disponerlo todo en caso de que yo faltara. Decidimos que se quedaría a dormir y al día siguiente trabajaríamos juntas en las piezas que debíamos realizar. Yo había entregado el primer vídeo y, como el cliente era un conocido, me llamó en el día del Señor.

Recuerdo poco de la conversación, frases sueltas como «queremos muchos cambios», «hemos de darle una vuelta», «lo siento, pero es que no lo teníamos muy claro» y un montón de oraciones que auguraban problemas y, sobre todo, muchas más horas de trabajo de las que había imaginado. La policía estrechaba el cerco: nunca confíes en el dinero fácil. Y en ese momento sentí muchas ganas de ir al lavabo.

Con el teléfono en mano y diciendo «Ajá, ajá, no te preocupes», me senté en el retrete y noté que mi micción no era en absoluto normal. ¡Aquello parecía las cataratas del Niágara! Imagino que una persona cabal hubiera cortado la comunicación, pero yo pensé que no era para tanto, que igual había bebido mucha agua. Así que, cuando colgué, le expliqué a Chicazen los cambios que pedían y les dije tímidamente a ella y a Padredelacriatura, que estaban en el salón de mi casa:

—No sé, me ha pasado una cosa un poco rara en el baño, igual es que he roto aguas.

Vi el terror relampaguear en los ojos de Padredelacriatura. Los dos estábamos convencidos de que aún teníamos una semana o más antes de que llegara nuestro vástago, y la posibilidad de un adelanto nos parecía un escollo infranqueable y una broma de pésimo gusto. Fantaseábamos con que en ese breve período por fin nos haríamos a la idea del terremoto que supondría la nueva llegada a nuestras vidas y el día antes amaneceríamos siendo unos padres de lo más preparados. No, no estábamos listos todavía, aquello no podía estar ocurriéndonos a nosotros. Es verdad, no habíamos estudiado para el examen, contábamos con hacerlo la última noche y nos la habían robado. Así que como posesos consultamos un libro de maternidad —de esos de los que había despotricado durante todo el embarazo y que ahora me parecían la Santa Biblia— y orquestamos un sofisma según el cual todos mis síntomas encajaban en las falsas señales que llevan a los padres a creer que están de parto, cuando no es así.

—Mira, mira esta parte, es justo lo que me pasa y aquí pone que no quiere decir que estés de parto —nos decíamos mutuamente para negar lo evidente.

En algún momento los dos nos encaramamos al sofá, libro en mano, para aprovechar mejor la luz que colgaba del techo de la estancia o para quemar nuestro nerviosismo. A todo esto, Chicazen, que también estaba aterrorizada por tener que quedarse al mando del proyecto y había dejado de ser zen, nos apoyaba como una ferviente *cheerleader*. El diálogo se hizo realmente delirante.

—Está clarísimo, son Braxton Hicks —me autodiagnostiqué señalando un párrafo del libro.

—Totalmente de acuerdo, Braxton Hicks de manual —se apresuró a confirmar mi pareja.

—Al lado de la definición de Braxton Hicks deberían poner una foto de ti ahora mismo —corroboró Chicazen, que tenía expresión de Chicahistriónica.

Las contracciones Braxton Hicks son las que te preparan para el parto, van apareciendo en las semanas previas, como punzadas traicioneras. Es como un ensayo general a plazos, para que el útero vaya acostumbrándose al papel que tendrá que desempeñar durante el parto. Las había experimentado durante el último mes y no tenían mucho que ver con la inquina de las de aquel momento. Aferrarnos a Braxton Hicks era no reconocer que las contracciones que estaba teniendo eran las del parto. Braxton Hicks era nuestra última esperanza. Repetimos tantas veces aquel nombre que parecía que estuviéramos cantando un rap. Menos mal que no teníamos una tabla de *ouija* a mano, porque seguramente John Braxton Hicks (1823-1897) estaría revolviéndose en su tumba con unas inmensas ganas de decirnos que éramos unos perfectos mentecatos. El obstetra inglés identificó en 1872 esas contracciones preparatorias que nosotros nos empeñábamos en impostar. Tras el incidente Braxton Hicks, los tres estábamos agotados, pero aliviados con nuestro placebo.

—Vamos a tranquilizarnos y a ver una película —propuso nada tranquilo Padredelacriatura.

La escogió él y no se le ocurrió otra idea que ponernos *Kick-Ass: Listo para machacar* (Matthew Vaughn, 2010), una parodia de superhéroes bastante lamentable. Hoy día, cada vez que mi descendiente me pide que veamos por enésima vez *Los vengadores. La era de Ultrón* (Joss Whedon, 2015) o cualquiera de sus precuelas o secuelas protagonizadas por superhéroes, lamento aquel aciago momento en que no recordé que Nicolas Cage lleva eones sin protagonizar una peli decente. ¿Cómo podrá desarrollar cierto criterio cinematográfico si cuando pugnaba por venir al mundo le obsequié con tamaño bodrio? Estos son los problemas de la maternidad: una equivocación puede convertirse en quince años de convivir con tipos que llevan capita. Debería haberme plantado y aullar a gritos que quería ver *El séptimo sello* (Ingmar Bergman, 1957). Bromas aparte, en aquel instante no estaba yo para críticas cinéfilas. Casi no vi la película porque, cada vez que tenía una contracción, me iba al baño o me revolvía en el sofá. Una vez acabada, decidimos acostarnos, pero tumbada el dolor se multiplicaba. Debían ser las tres de la madrugada cuando Padredelacriatura y yo nos dirigimos al comedor. Me puse en el sofá a cuatro patas y levanté una pierna. Aquella posición me procuró un gran alivio.

—¿Qué haces? ¿Estás cómoda? ¿Te pongo un cojín? —preguntó Padredelacriatura temiendo que lo siguiente fuera que mi cabeza empezara a rotar sobre sí misma, cual niña del exorcista.

Yo no podía hablar cuando tenía una contracción, así que más que nunca debía sintetizar, economizar el lenguaje, que mis palabras fueran certeras como flechas. Él era muy dado a ir ofertando cojines y a brindar alternativas filosóficas a cualquier decisión que tomara, así que lo miré con furia y le dije una frase que por suerte se convirtió en su mantra durante el parto:

—No hagas nada que no te pida y, si te pido algo, no preguntes por qué. —Y levanté la pierna todo lo que pude mientras experimentaba la siguiente contracción. Cuando se me pasó, añadí—: Creo que tendríamos que ir al hospital, no porque esté de parto, no, los dos sabemos que no, no, no, pero para ver que todo va bien.

—Sí, tienes razón. Pero no cogeremos la canastilla con todo lo del bebé, ¿verdad? Porque aún no estás de parto, ¿verdad?, ¿verdad?, ¿verdad? Estamos haciendo esto para asegurarnos de que todo va bien, ¿estamos de acuerdo? —contestó para convencerse a sí mismo, y yo asentí.

Cuando entramos en la clínica[25] nos encontramos a una enfermera soñolienta que alzó la ceja como diciendo: «Ya están aquí los dos padres exagerados que creen que se han puesto de parto». O al menos eso quisimos interpretar nosotros en aquel momento. Comprobó que no estaba muy dilatada, me introdujo una especie de papelito y tras observarlo concluyó que teníamos razón, que no había llegado la hora. Los dos nos miramos, orgullosos de no haber acarreado la canastilla. Pero, entre bostezo y bostezo, la enfermera me pidió que le repitiera cómo creía que había roto aguas y, cuando volví a contarle la historia que seguramente ni había escuchado, adoptó una expresión circunspecta y decidió hacerme una monitorización fetal.

---

[25] No daré el nombre de la clínica porque todo lo que cuento es absolutamente cierto, sin ninguna exageración literaria. Por ello, y teniendo en cuenta que pese a todo trajeron a mi descendiente al mundo, prefiero mantenerla en el anonimato.

—Uy, sí, estás de parto, es que ahora veo que el test que te he puesto estaba caducado.

—¿Quéééééééééé? —gritamos mi Padredelacriatura y yo, no sé si por la indignación ante la incompetencia de la señora que teníamos enfrente o por el profundo pavor que nos producía la noticia.

—Pero ¿eso qué quiere decir? ¿Que de aquí un par de días seremos padres? —balbuceó torpemente Padredelacriatura, dejándome claro que estaba más perdido que yo en plena contracción.

—No, este mediodía, como muy tarde, seréis padres —replicó amenazante con la mirada un poco más despierta. Y se fue a hacer los trámites para mi ingreso antes de que pudiéramos abuchearla por introducir test caducados en incautas gestantes.

Tras el terror inicial, los dos sonreímos; pronto iba a llegar nuestro niño, ya nada importaban los planes que hubiéramos hecho. Pero quedaba el problema de la canastilla, esa especie de hatillo que debes llevar a la clínica con todo lo necesario para el recién nacido. Mientras me acomodaba en la habitación, llamamos a Laautorademisdías, que sustituyó a Padredelacriatura haciéndome compañía mientras él iba a buscar la canastilla de marras. Yo seguía con mis posturas esperpénticas, a cuatro patas y con la pierna levantada, pero por fortuna mi madre lo aceptó sin preguntar, como una excentricidad más de las mías. De esa guisa me descubrió el camillero que debía acompañarme al paritorio y que insistía en que tenía que tenderme en la camilla.

—Ni hablar. Cada vez que me tumbo me duele horrores, yo bajo andando.

—Lo siento, señora, eso es imposible, la normativa del hospital no lo permite.

—Pero ¿por qué? Puedo andar y quiero bajar por mi propio pie —repetí furibunda.

Nos enzarzamos en una discusión hasta que apareció una angelical ginecóloga. Fue la primera persona que tuvo conmiseración por mi sufrimiento. Hasta el momento me había sentido un mueble al que iban pasando de una sala a otra. Con una voz relajada y sin emitir órdenes, me explicó que era normal que me doliera, que ella hacía unos meses había tenido un parto natural y sabía lo que se sufría. Y me dio la razón: tumbada las contracciones se volvían aún más lacerantes.

Habló con el camillero y le explicó que estaba bien para ir caminando hasta la sala de partos y que, bajo su responsabilidad, lo autorizaba. Tuve ganas de abrazarla, pero mi barriga y mis contracciones me lo impidieron. No muy convencido, el camillero puso un brazo en jarras para que me asiera a él con una mano mientras con la otra me apoyaba en la camilla, de la que los dos empujábamos. Cuando tenía una contracción, le pedía que parara y me asía a la camilla.

—Uuufff... —resoplaba él, mirando al techo con exasperación—. Es que tendrías que ir tumbada. Imagínate la que me caería a mí si tú te caes.

Al final del recorrido firmamos la paz. Él era cubano y, entre contracción y contracción, hablamos animadamente de su país. Llegamos a la sala de espera entre risas y contracciones, y allí estaban mi madre, que ya había bajado de la habitación, Padredelacriatura, canastilla en mano, y un par de amigos íntimos a los que habíamos avisado. Siempre me recuerdan con sorna la escena: yo cogida del brazo del enfermero como si fuera a bailar un chotis y sujetando la camilla donde se suponía que debía de ir postrada. El camillero me dejó en la sala de preparto con Padredelacriatura, y sospecho que sintió un alivio justificadísimo al librarse de mí.

LA INVASIÓN DEL «MAMISMO»

Recuerdo a mucha gente que entraba y salía de la sala en la que me encontraba y repetía sin mirarme a los ojos: «¿Qué tal vamos, mami?». Ese fue mi primer abrupto encuentro con la palabra *mami*, que me produjo un ataque de ira. ¿Que qué tal vamos? ¿Cómo crees que vamos cuando tu entrepierna se está convirtiendo en un arco de triunfo? Y de hecho no «vamos», sino que «voy», que ese plural suena más falso que un disco de Milli Vanilli. Evidentemente, no dije nada de todo eso y me limité a hacerme mala sangre, igual que he hecho en los años posteriores al parto siempre que me han llamado «mami». Enfermeras, pediatras, profesoras y demás profesionales están aquejadas de «mamismo» severo, son portadores de un virus que podría desembocar en pandemia. La excusa es que no pueden saber el nombre de todo el mundo, y lo entiendo, pero entonces por qué no decir simplemente: «¿Cómo te encuentras?». Añadir ese «mami» al final me parece más impostado que un Louis Vuitton del top manta. Te cosifica. Te roba la identidad. Te deshumaniza. Te aborrega. Cada «mami» en boca desconocida es una feminidad muerta, una pila de libros que arde. Y lo peor de todo es que no puedes hacer nada. Callas y asientes, que es lo que se espera que hagan las mamis.

Ya he dejado claro lo que pienso del mamismo y, por suerte, como explicaré en el siguiente capítulo, existe un movimiento que está combatiendo el uso indiscriminado del vocablo, aunque no desde posiciones tan beligerantes como las mías. Volviendo a la escena, ahí estaba yo, en la sala de preparto, una habitación modesta pero confortable, repleta de correas de esas que la enfermera de mi ginecólogo siempre me colocaba del revés. Nadie me decía nada y yo solo veía entrar y salir al personal médico a coger material para pasarlo de una sala a otra y que me esquivaba como si fuera un obstáculo en su carrera. Como no me atrevía a adoptar mi cuadrúpeda postura preferida, me sujetaba al protector de la camilla y alzaba la pierna. Parecía una elefanta haciendo ballet, pero, dado que resultaba invisible, no se hubieran sorprendido de encontrarme haciendo el pino puente. Únicamente empezaron a mostrar cierto interés por mí cuando me pedían que me tumbara y yo me resistía con obstinación numantina. Resoplaban y salían de la sala, para volver e insistir en lo mismo. Este juego se prolongó media hora hasta que por fin vino mi comadrona. Y tuve mucha suerte: ella no había sido infestada con los anticuerpos del mamismo.

—Hola, soy Pilar. ¿Cómo te llamas? —me dijo con una sonrisa que me tranquilizó.

Pero yo no estuve a la altura de su amabilidad y le gruñí:

—Epidural, y no pienso decirte mi nombre ni tumbarme en esa camilla hasta que me la deis.

—¿No quieres esperar un poco más? —me preguntó.

Como una niña pequeña ladeé la cabeza, y ella, sin hacerme más preguntas, llamó a dos enfermeras que debían administrármela. Creo que no les apetecía mucho hacerlo, nunca entendí muy bien el porqué, ya que se dedicaban a eso, pero por lo desagradables que se mostraron daba la impresión de que las había interrumpido en algo sumamente importante con mis majaderías de no querer sufrir más.

—Tienes que poner la espalda más redonda —me impelían mientras yo, de lado, estirada en la camilla, intentaba como podía acercar mis manos lo más posible a mis pies para seguir sus indicaciones. Pero no les parecía suficiente—. Así no es posible, podemos hacerte daño si la jeringuilla no entra bien —resoplaban amenazantes.

Yo, muerta de miedo, me imaginaba ya en una silla de ruedas por un error médico y no entendía cómo podía ser la única mujer que con una barriga de nueve meses y contracciones no pudiera poner la espalda «más redonda». ¿Quizá el resto de féminas tenían una vértebra de menos o yo contaba con un par de más? Porque, seamos serios, a no ser que en aquella clínica solo aceptaran a parturientas contorsionistas o saltimbanquis, era bastante difícil que yo fuera la primera en tener serios problemas para adoptar aquella postura. Al final, pudieron sortear mis deficiencias anatómicas e insertarme la banderilla. Al cabo de unos quince minutos, aquel chute anestésico había borrado cualquier resentimiento. Hubiera bailado un vals con las dos gruñonas que habían anulado mi dolor. Era puro agradecimiento con el universo y estaba dispuesta a tumbarme en la camilla y a levitar si era preciso. Padredelacriatura me hizo una foto del antes y el después, y en la segunda parece que haya alcanzado algún tipo de éxtasis místico o que esté puestísima de hongos alucinógenos. Al poco, me propuse dormir con avaricia y rabia: quería estar descansada para que cuando se presentara mi descendiente no me encontrara exhausta. Por lo que me habían contado, ya se encargaría él de sumirme en ese estado. Pero no puede decirse que aquella habitación fuera precisamente una biblioteca en cuanto a silencio se refiere. De repente dos operarios fornidos me arrancaron de los brazos de Morfeo a la voz de:

—¿Es esta la camilla que no funciona?

—Funcionar, funciona, porque estoy encima, que para eso sirven las camillas —contesté, pues nunca he tenido un buen despertar.

—Lo que no funciona es el sistema hidráulico de subida y bajada —respondió cansinamente uno de ellos.

—Pues mejor lo miran otro día, porque ahora estoy encima y a punto de parir.

—Ya, señora, pero aquí siempre hay alguien, y lo siento, pero le ha tocado a usted. Tenemos que comprobar qué está averiado, aunque usted esté encima. Usted no haga nada, nosotros moveremos la camilla.

No podía ser cierto. ¿De verdad iban a moverme arriba y abajo? ¿Y si algo fallaba y quedaba atrapada en aquella camilla carnívora? Me pareció una forma muy ridícula de morir.

—Pilaaaaar... —grité con las escasas fuerzas que me quedaban. Tenía la esperanza de que mi comadrona pudiera librarme de aquel patético óbito.

Llegó enseguida y con cara de pocos amigos.

—A ver, ya les he dicho que esta camilla funciona perfectamente. Miren. —Y cogió el mando, lo apretó y levantó mi cuerpo y mis piernas, después hizo la operación inversa y volvió a levantarme de nuevo—. ¿Les queda claro?

Los dos operarios se fueron con el rabo entre las piernas y yo me quedé en estado de *shock*. Justo había recurrido a mi comadrona para que nadie me zarandeara impunemente, pero al final lo había hecho ella misma sin despeinarse.

—Me tienen harta —suspiró—. Y no te digo ya mis compañeras. Son todas unas arpías. Se pasan el día quitándome las cosas que necesito de mis salas de preparto. No paran de criticarme. Sí, no me importa que me oigáis —dijo levantando de forma inquietante la voz para que la oyeran «las arpías».

Para entonces yo ya estaba aterrorizaba. Empecé a pensar si realmente estaba en una clínica o me habían ingresado en un pabellón psiquiátrico.

—Pero me da igual —continuó con su arenga—. En cuanto pueda, me marcho de aquí y me voy a vivir al campo. Y, mientras, me concentro en mis señoras, que con ellas me llevo la mar de bien. ¿Verdad, Marga? Tú y yo nos llevamos bien. Tú no te preocupes, has tenido mucha suerte de que no te tocara una de esas —dijo alzando nuevamente su tono.

—Sí, sí, seguro —repuse con un hilillo de voz y maldiciéndome por haber pedido la epidural. Ahora ya no podía huir.

Se fue a otra sala y la oí discutir con sus compañeras. Mi comadrona tenía razón: cada vez que ella no estaba, entraban a hurtadillas para coger instrumental médico, y luego Pilar se volvía loca buscándolo y salía a gritarles. Fue un *rolling gag* que me acompañó todo el parto. Intenté despertar mi empatía de los efectos de la epidural, comprender que todos los trabajos tienden a elevar nuestro grado de ruindad y a enfrentarnos con nuestros compañeros. Hasta el momento yo lo había vivido en oficinas, pero no me había imaginado que también acontecía en los hospitales y que sin rubor se dedicaban a airear los trapitos sucios ante los pacientes.

Padredelacriatura, que entraba y salía de la sala, volvió en ese momento y le expliqué lo ocurrido. Su mirada recelosa me hizo sospechar de nuevo que me habían ingresado en un pabellón de psiquiatría. Miré mi barriga para comprobar que no hubiera perdido la razón y estuviera teniendo un embarazo imaginario.

—¿Estás segura de lo que me cuentas? ¿No lo habrás soñado? ¿No será la anestesia y la falta de sueño, cariño?

—No, te lo juro. No paran de pelearse.

Por suerte, tras unos minutos allí, tuvo suficiente para cerciorarse de que yo no había perdido la cordura y de que era muy peligroso que las trabajadoras de aquel hospital tuvieran acceso a material quirúrgico afilado. Aquel vodevil que presencié fue de lo más terapéutico. Me entretuvo de tal manera que no me quedó tiempo para tener miedo o angustiarme ante lo que estaba a punto de acontecer. Igual era un numerito que tenían ensayado para distraer a sus pacientes. Si era así, solo puedo decir que su actuación fue excelente, digna de Óscar. De este modo eché la mañana, entre sueños interrumpidos y discusiones laborales. De vez en cuando recibía algún mensaje en el móvil, del tipo: «¿Es verdad que le has dicho a la enfermera que te llamas Epidural?». Yo no entendía cómo gente que estaba a kilómetros del hospital sabía lo que pasaba allí. Hasta que todo acabó, no descubrí lo que sucedía. Padredelacriatura filtraba lo que ocurría a los amigos que estaban en la sala de espera y ellos retransmitían mi parto por las redes sociales. Después de tener a mi hijo, oí cómo dos amigas mías se decían: «¿Tú seguiste el parto de Marga por Twitter o por Facebook? A mí me gustaban más lo comentarios de Twitter». En aquel momento, yo no me preguntaba por qué todo el mundo sabía cómo estaba siendo mi parto, solo quería descansar y que me dieran a mi bebé sano lo antes posible.

Y, mientras intentaba echar una furiosa cabezadita en la camilla, llegó el instante de hacer los deberes que no había hecho en su momento y de entender el parto para que, acaso, algún lector o lectora pueda presentarse al examen un tanto más informado o informada de lo que yo lo estuve.

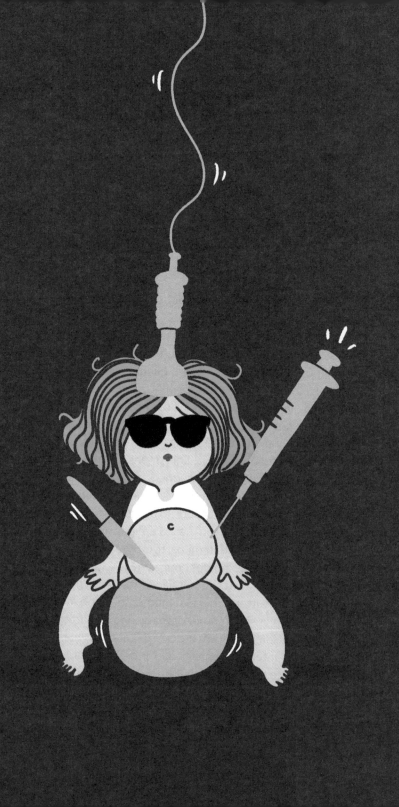

LAS MADRES QUE NOS PARIERON Y LO MAL QUE LO PASARON

Una oscura historia
de alumbramientos

«Bienvenida al departamento de nacimientos. Nuestro producto más novedoso, que todavía no está disponible en todos los hospitales, es el parto respetado. Como pueden comprobar, si fuera una película se trataría de un musical. El personal sanitario llama por su nombre a las gestantes, las miran a los ojos y les permiten tomar decisiones. A continuación, pueden asomarse a un parto medicalizado típico, un clásico que ha demostrado su efectividad salvando vidas durante lustros, aunque ahora está un tanto denostado. Viene con todos los complementos: oxitocina, epidural, vías que avalan su seguridad, pero deja poco margen a las embarazadas interesadas en customizar el proceso. En la siguiente sección, esa en que pueden distinguir unas bañeras, nos topamos con el parto natural en hospital: seguro, porque hay un médico cerca, y natural, porque no interviene a no ser que sea estrictamente necesario. Para algunas usuarias puede resultar doloroso, pero eso ya depende del gusto de la consumidora. Y al final de la sección hallarán el alumbramiento domiciliario, que no está homologado por ningún sello de seguridad, pero que ha sido el modelo que más salida ha tenido a lo largo de los siglos, cuando no se contaba con ningún otro producto alternativo. Si quiere seguir conociendo las especificaciones técnicas de cada una de estas ofertas, únicamente tiene que continuar leyendo. Esperamos que su estancia sea agradable y que finalmente escoja el producto que le resulte más satisfactorio».

¿No sería todo más fácil si un agradable comercial nos hiciera una introducción de este tipo para ubicarnos en el mundo de los alumbramientos? Los partos descritos son las opciones que encuentra cualquier embarazada, y cada uno tiene sus particularidades, que se abordarán en este capítulo. Pero primero las buenas noticias: nuestro país es uno de los más seguros a la hora de ponerse a expulsar bebés a este mundo. En el *ranking* de bienestar materno, ocupa la novena posición de 125.[26]

Llegar a esta situación no ha sido tarea fácil, y la historia de parto está plagada de dolor y muerte. Por lo que antes de sumergirnos en el

---

[26] Pedro Simón, «España, noveno país en el "ranking" de bienestar materno», *El Mundo*, 21 de octubre de 2006, en <http://www.elmundo.es/elmundo/2006/10/21/solidaridad/1161422927.html>. Los datos que se citan proceden de la oenegé Save the Children.

departamento de partos, haremos un recorrido histórico para entender el meollo de la cuestión.

PARIR SIENDO HUMANA NO ES FÁCIL

En ocasiones, he oído a adultos con supuesto raciocinio decir que estaba exagerándose con eso del parto, que al fin y al cabo el resto de las especies paren sin tantos aspavientos. Es una gran falacia, pues nos ha tocado en gracia uno de procesos de nacimiento más complicados del planeta.

Los humanos somos los mamíferos más complejos, pero también los menos espabilados, reconozcámoslo. Un potro precisa del ánimo de su madre para ponerse en pie tras nacer, mientras que un bebé requiere de sus cuidados hasta más allá, en muchos casos, de la mayoría de edad. Nuestra especie es la que llega menos preparada y padece más para venir al mundo. La culpa no es de la manzana de marras, sino de la evolución y acaso de nuestra soberbia de pulular erguidos por estos parajes en vez de hacerlo a cuatro patas, como el resto de mamíferos corrientes y molientes. La bipedestación, desplazarnos sobre nuestros piececitos de un sitio a otro, por lo general con prisas —ya sea porque nos perseguía un diplodocus, ya sea porque no llegamos a tiempo a una reunión—, obligó a nuestros fémures a acercarse: se estrecharon las caderas y, por ende, el canal del parto. Y lo de ser animales racionales provocó que nuestros fetos sean más cabezones que los del resto de las especies, lo que en términos científicos no se llama «ser cabezón», sino encefalización. Así las cosas, nos encontramos ante dos realidades contrapuestas que dificultan que salgamos al mundo como si nos deslizáramos por un tobogán acuático, tal y como hacen el resto de afortunados mamíferos: contamos con un canal más angosto y con una sesera más grande. La de un recién nacido equivale a la de un primate adulto, quizá por ello nunca podremos jugar una partida de ajedrez con este último. La solución evolutiva ha sido que salgamos antes de tiempo, aunque no estemos cocinados del todo y, por tanto, requiramos de cuidados para conseguir valernos por nosotros mismos. Si no nos expulsaran antes al mundo, no habría forma de salir de ahí, y aun así cuesta lo suyo eso de nacer. He aquí la causa del dolor del parto y las complicaciones que en algunas ocasiones provoca. El canal por el que sale un humano es un laberinto si se compara con el del resto de las especies. Se trata de un trayecto de doce centímetros, pero seguramente es el más difícil que efectuaremos en nuestra vida. El catedrático de Paleontología de la Universidad de Madrid lo explica en su libro *El primer viaje de nuestra vida*: «Realmente es casi un milagro que el feto a término atreviese un pasadizo tan angosto y complicado (...). Si nos fijamos tan solo en los principales movimientos de la cabeza del feto (los hombros también tienen una dinámica complicada), veremos que en el parto humano hay seis (...): encajamiento, descenso, flexión, rotación interna, extensión y rotación externa».[27] Una servidora, que nunca ha tenido mucho sentido de la orientación, ya se ha perdido. ¿Y todo esto lo hacemos sin un mísero GPS?

Nos llevamos el dudoso premio al parto más alambicado del reino animal. Aunque la solución evolutiva es de lo más brillante y resolutiva —visto nuestro empecinamiento en caminar erguidos y darle a la materia gris—, nos ha traído muchas complicaciones a lo largo de la historia, que en cada época han ido solucionándose como buenamente se ha podido, pero casi siempre con una funesta tasa de mortalidad. En el Paleolítico, entre nuestras antepasadas rupestres se estilaba parir sola, en un lugar apartado y probablemente de cuclillas. Con las primeras civilizaciones (Egipto, Grecia, Roma), las parturientas contaban ya con matronas, eso sí, previo pago, que en aquellos tiempos la Seguridad Social era poco menos que una entelequia. Las que tenían recursos podían apoquinar el montante, mientras el resto continuaba haciéndolo por su cuenta y riesgo.[28]

---

[27] Véase Juan Luis Arsuaga, *El primer viaje de nuestra vida*, Ediciones Temas de Hoy, Barcelona, 2013, pp. 15-18.

[28] Rocío Galán, «El parto: de la soledad del Paleolítico a la medicalización de la actualidad», EFESalud, artículo que recoge una conferencia titulada «Historia del parto», pronunciada en la Real Academia Nacional de Medicina el 24 de febrero de 2016. La exposición histórica que se reseña la llevó a cabo José Antonio Clavero Núñez, catedrático de Obstetricia y Ginecología de la Universidad Complutense de Madrid, en: <http://www.efesalud.com/un-paseo-por-la-historia-del-parto-de-la-soledad-del-paleolitico-a-la-medicalizacion-de-la-actualidad/>.

En la Roma clásica aparecieron los primeros best sellers sobre el arte de parir, para las que estuvieran alfabetizadas, claro está, que tampoco eran muchas. El más célebre, el que vendría a ser el *Qué se puede esperar cuando se está esperando*[29] de la época, fue escrito por el médico griego Sorano de Éfeso (98-139), considerado el padre de la ginecología, y se titulaba *Gynaikeia*. Un superéxito que no superará ni la saga de *Grey* y *Harry Potter* juntos, pues estuvo vigente durante mil años. Desgraciadamente para sus herederos, no existían los derechos de autor. Era el primer libro dedicado a la salud de la mujer, por lo que tampoco pueden pedírsele peras al olmo, y es fácil, desde el presente, encontrarle fallos y afearle la conducta. Pero es una tentación demasiado fuerte para resistirse, así que caeré de bruces en ella. Resulta curiosa, por ejemplo, la manía que le tenía el médico a las mujeres que presentaban problema de cualquier tipo para ir al excusado, a las que aconsejaba evitar como esposas. El estreñimiento, según el libro, ahogaba al feto, pero la diarrea podía deshacerlo o, como describía Sorano, las mujeres con problemas intestinales eran «incapaces de retener dentro de sí la semilla que se les inyectaba». «Me pregunto cómo abordarían los hombres el tema del tránsito intestinal en la primera cita», recoge la doctora en medicina y escritora Randi Hutter Epstein, ya citada.[30] Tampoco estaba muy ducho en el tema anticoncepción y recomendaba «el uso de una mezcla compuesta por aceite rancio de oliva, miel y bálsamo o resina de cedro, que debía introducirse en el útero. También propugnaba el uso de un método que se reveló bastante eficaz. Este consistía en introducir una bola de lana en la vagina que era empujada hasta la entrada del cuello del útero, previamente empapada de vino u otras sustancias de textura gomosa».[31] Un rudimentario DIU que no debía de ser muy higiénico, que digamos, ni expedir

[29] Se trata de la guía del embarazo más célebre, escrita por Heidi Murkoff y Mazel Sharon, que fue publicada en 1984, cuenta con múltiples ediciones actualizadas y ha vendido más de veinte millones de ejemplares en todo el mundo. Existe también una adaptación cinematográfica de 2012, dirigida por Kirk Jones.

[30] Randi Hutter Epstein, *¿Cómo se sale de aquí? Una historia del parto*, op. cit., p. 23.

[31] José María Blánquez Martínez, *El Mediterráneo y España en la Antigüedad. Historia, religión y arte*, Cátedra, Madrid, 2003, p. 448.

fragancias muy afrodisíacas. Pese a sus inexactitudes, del todo comprensibles en los albores de la medicina, Sorano de Éfeso fue pionero en preocuparse de la salud reproductiva de la mujer y escribir un tratado donde también facilitaba consejos a las matronas para atender a las gestantes en el alumbramiento. Con el devenir de los siglos, muchos lo imitaron y escribieron libros, en parte plagiados del gran maestro. Hubo un inquietante movimiento de monjes, durante la Edad Media, que se pusieron a redactar manuales sobre partos como si no hubiera un mañana. Y digo inquietante porque la vida monacal, según tengo entendido, estaba bastante reñida con el conocimiento tanto fisiológico como bíblico de la anatomía femenina. Este es el caso más flagrante y ejemplificador de una corriente que se prolongó durante centurias: los hombres escribían libros sobre el parto, pero no podían acudir a ningún alumbramiento. «Se consideraba obsceno que un hombre estuviera presente en la sala de partos y, sin embargo, eran ellos quienes escribían los manuales, ofreciendo consejos que se basaban en corazonadas transmitidas de generación en generación»,[32] señala Hutter Epstein. Y la prohibición de que hubiera poseedores de penes en los nacimientos no era una cuestión baladí. No era una cosa de mal gusto que fuera mejor evitar, qué va: era un delito. Y si no que se lo digan al doctor alemán Wert, que allá por el 1522 se disfrazó de mujer para presenciar un parto y así poder aprender su mecanismo. La treta le salió bastante cara: fue descubierto y condenado a morir en la hoguera.

Siglos después, los parteros y los médicos no podían mirar los genitales de la parturienta, que debía permanecer cubierta con una sábana y tenían que guiarse por el tacto. Cuando un galeno debía intervenir en un parto, solía decirse: «Cuando entra un hombre es que al menos se va a producir una muerte».[33] Y es que, cuando se requería la ayuda de un médico, era porque algo iba muy mal y la madre o el niño, o ambos iban a morir. La siguiente cita no será plato de agrado para estómagos sensibles: «Antes de los fórceps, cuando el bebé se quedaba atascado en el canal de parto, el médico lo sacaba, a menudo por pie-

---

[32] Randi Hutter Epstein, *¿Cómo se sale de aquí? Una historia del parto, op. cit.*, p. 21.
[33] *Ibidem*, p. 32.

zas. En ocasiones, las comadronas aplastaban el cráneo, con lo que mataban al niño, pero salvaban la vida de la madre. Otras veces, los médicos fracturaban el hueso pélvico, lo que causaba la muerte de la madre, pero salvaba la vida del niño. Los médicos tenían a su disposición un auténtico arsenal de artefactos espeluznantes para enganchar, apuñalar y destrozar a un bebé remolón; muchas de estas herramientas guardaban una inquietante similitud con los instrumentos de tortura medievales».[34]

LA TRISTE HISTORIA DEL SALVADOR DE MADRES

Probablemente, conocer otras prácticas médicas de aquella época provocaría un escalofrío similar. Por suerte, la medicina fue evolucionando y llegamos a 1847, año en que nos encontramos con Ignaz Philipp Semmelweis (1818-1865), también conocido como «el salvador de madres». Los que tengan la lágrima fácil, deberán hacer acopio de pañuelitos de papel, pues su biografía da para un *biopic* de lo más dramático. Este médico húngaro de origen alemán trabajaba en el Hospital General de Viena, un centro puntero en una de las capitales del Imperio austrohúngaro, que por aquel entonces era una superpotencia. En la época se construyeron en muchos países europeos grandes ciudades hospitalarias donde acababan acudiendo las clases más desfavorecidas. Los que contaban con recursos preferían la atención domiciliaria o una clínica privada, porque ahí no tenían que compartir cama con otras cuatro gestantes, que era lo que ocurría en esos centros. Era práctica habitual que cuando una fallecía se demorasen horas en sacar el cadáver, por lo que las que podían permitírselo preferían ahorrarse el trance. En aquella época, Viena padecía una epidemia de fiebre puerperal,[35] que causaba entre el 10 y el 35 por ciento de muertes entre las parturientas que acudían al hospital. Un detalle tenía intrigado al galeno: en el Departamento de Obstetricia disponían de dos

---

[34] *Ibidem*, pp. 32 y 33.
[35] Una infección que se produce en los quince días siguientes al parto. También se la conoce como sepsis puerperal.

salas, una atendida por médicos y otra por comadronas. En la de los doctores se producían más fallecimientos por fiebre puerperal, y estos eran también superiores a los ocurridos en los partos domiciliarios.

Semmelweis se propuso resolver el misterio y lo logró, salvando así miles de vidas, pero perdiendo la propia. Tras varias pruebas infructuosas, se dio cuenta de que tanto él como sus colegas no tenían por costumbre lavarse las manos tras efectuar una autopsia y, por tanto, eran ellos mismos los que inoculaban la infección contra la que estaban luchando. Semmelweis instauró la obligación de lavarse las manos y los casos de fiebre puerperal disminuyeron de manera drástica. De todas formas, el estamento médico no vio con buenos ojos que le dijeran lo que tenía que hacer con sus delicadas extremidades. Hasta aquel momento, solía culpabilizarse a las madres de cualquier problema que padecieran tanto ellas como sus descendientes: eran ellas las que encarnaban un peligro para sus hijos, no los respetables galenos, faltaría más. Y cualquier teoría que contradijera aquel razonamiento tan arraigado se consideraba anatema. Semmelweis, todo hay que decirlo, no había sido bendecido con habilidades diplomáticas ni con un carácter fácil, así que se dedicó a enviar largas misivas a los colegas que no seguían sus recomendaciones, acusándolos de asesinos de madres, lo cual, como era de esperar, le granjeó unos cuantos enemigos. El final del «salvador de madres» no puede ser más triste e injusto: fue despedido del hospital y murió en un centro psiquiátrico, según se cree, a consecuencia de la paliza que le propinaron los enfermeros el primer día que ingresó. Tuvieron que pasar unos cuantos años para que se aplicaran sus investigaciones, sobre todo gracias a los posteriores trabajos de Louis Pasteur, Robert Koch o Joseph Lister, que lograron instaurar la asepsia y la antisepsia en los hospitales.[36] La aportación del médico de apellido impronunciable quedó diluida. Juan Luis Arsuaga recuerda: «Cuando era estudiante, hace muchos años, y atendía a estas lecciones, recuerdo que el profesor nos decía que las mujeres deberían erigir una estatua al doctor Ignaz Semmelweis

---

[36] Sobre Ignaz Philipp Semmelweis, véase Juan Luis Arsuaga, *El primer viaje de nuestra vida*, op. cit., pp. 375-407.

en todas las ciudades del mundo».[37] No domino el arte del cincel, pero he aquí mi homenaje al personaje.

La infección, que había sido una asesina de madres y niños durante siglos, se redujo considerablemente a principios del siglo XX. De todas formas, no se erradicó de la ecuación del parto hasta los años sesenta, con la penicilina. Y aún había otra depredadora suelta: la hemorragia. De hecho, sigue siendo en la actualidad la principal causa de mortalidad materna. Hasta las décadas de los años sesenta y setenta, las mujeres parían en sus hogares con ayuda de una comadrona y muchas perecían en el intento, así como sus bebés. Como explica Belén Santacruz, en este contexto histórico los ginecólogos intentaron disminuir la tasa de mortalidad de madres y bebés, empleando todos los recursos que tenía a su alcance: «Para evitar la hemorragia se tenía que ir rápido: cuanto menos durara el parto, más fácil sería que no se produjera. El empleo de la oxitocina ayudó a acortar el proceso, pues provocaba las contracciones. También se impusieron otros protocolos que tiempo después se descubrieron ineficaces».

Estas técnicas únicamente podían aplicarse en los hospitales, de modo que las mujeres peregrinaron a ellos en masa para proceder al desalojo de sus descendientes con una seguridad que no habían experimentado hasta entonces. Y por primera vez en la historia se puso freno a la mortalidad perinatal y materna. Como resume José Antonio Clavero, catedrático de Obstetricia y Ginecología de la Universidad Complutense de Madrid: «En los últimos años hemos reducido la tasa de mortalidad materna de 7 por 10.000 a 7 por 100.000, y la perinatal del feto de 7 por 100 a 7 por 1.000, sucediendo con la morbilidad de ambos un proceso similar. La duración del parto se había acortado a pocas horas (...). El dolor ha desaparecido gracias a la anestesia epidural (...). Está desapareciendo ese miedo al parto que, ancestralmente, se transmitía de madres a hijas».[38]

El procedimiento era eficaz desde un punto de vista médico. De 1990 a 2015, la mortalidad materna mundial se redujo en un 44 por

---

[37] *Ibidem*, p. 28.
[38] *Anales de la Real Academia Nacional de Medicina*, tomo CXXV, cuaderno tercero, sesiones científicas, 2008, p. 501.

ciento.[39] La tasa de mortalidad infantil también ha descendido, según datos de 2015, un 53 por ciento en los últimos veinticinco años.[40] Los médicos, ufanos, estaban encantados con las cifras. Pero detrás de los números había mujeres, que no se hallaban tan ufanas y que consideraban que el parto se había convertido en una especie de despotismo ilustrado: «Todo para las mujeres, pero sin las mujeres». El proceso del nacimiento era una cadena de producción en la que el cuerpo de las gestantes debía pasar por una serie de técnicas estipuladas, en pocas ocasiones explicadas y a veces innecesarias. Ese momento que por fin podía ser «mágico» porque había disminuido el riesgo de muerte, dejó de serlo, dado que muchas se sentían como una tuerca en una fábrica, que rotaba de una sección a otra. Los protocolos eran demasiado sistemáticos y las intervenciones, en muchos casos, resultaban prescindibles.

LA REVOLUCIÓN DEL PARTO

Las principales quejas, resumiendo mucho la amplia cuestión, se basaban en el abuso de la episiotomía, de las cesáreas y del instrumental (fórceps, ventosas, espátulas), que causaban efectos secundarios. El debate sobre este tema daría para un polémico libro entero, por lo que se tratará la cuestión de puntillas, para llegar hasta el panorama actual.

A principios del año 2000, se produjo un choque de trenes. Los médicos clásicos, acostumbrados a sus procedimientos, descarrilaron ante las mujeres que pedían mayor control de sus cuerpos y los galenos de nuevo cuño, que las secundaban. Esta pugna no es solo un coto vedado de la ginecología: en las últimas décadas se ha replanteado el rol paternalista de la medicina que convierte al paciente en un individuo pasivo, un súbdito de la bata blanca. De entre todas las ramas de la medicina en que la necesidad de cambio resultaba más flagrante destacaba la obs-

[39] Según los datos proporcionados por la Organización Mundial de la Salud en septiembre de 2016.

[40] Estos datos no son exclusivos del parto, sino que se refieren a la mortalidad infantil de menores de cinco años y fueron publicados por la revista *The Lancet*, vol. 386, núm. 10.010, diciembre de 2015, pp. 2275-2286.

tetricia. La imagen de una mujer a horcajadas, despojada de toda intimidad, siguiendo un proceso que le resulta hostil, es el ejemplo más claro de la vulnerabilidad que puede llegar a experimentar el paciente y una razón de peso para que se impusiera un cambio de paradigma. Belén Santacruz, por aquella época, hace unos veinte años, viajaba en el vagón más progresista, y veía enfrente, en otro convoy, a los médicos de toda la vida, que la miraban a ella y a los que la apoyaban, según recuerda, «como si fuéramos los *Locos de Cannonball*». En 2004, esta especialista dio una charla ante trescientos colegas de profesión en la que afirmó que el parto en el domicilio sería seguro si la Seguridad Social lo incluyera y hubiera garantías de poder atender a las parturientas, siempre en el caso de que fuera un alumbramiento sin complicaciones. «Me miraron como si hubiera perdido la razón. Empezaron a llamarme para participar en debates para crear polémica y aún hay gente a día de hoy que me pone verde por aquello. Por suerte han cambiado muchas cosas, pero yo sigo opinando lo mismo. El parto domiciliario no es seguro porque el sistema sanitario no lo contempla. Si así fuera, podría llevarse a cabo como ocurre en otros países, como Holanda. Pero, como no es así, no se puede recomendar», matiza Santacruz.

El debate del parto estaba muy candente en aquellos momentos. Algunas mujeres reclamaban el parto natural y acusaban a los médicos de violencia obstétrica. Los ginecólogos de toda la vida no acababan de entender lo que ocurría: estaban convencidos de que habían dedicado su carrera a minimizar los riesgos y las molestias de las gestantes, y ahora parecía que los convertían en los villanos machistas de la película. La inclusión de la epidural en la Seguridad Social, por ejemplo, había sido una lucha con tintes feministas, pero ahora se encontraban con algunas embarazadas que preferían renunciar a la analgesia precisamente porque defendían un tipo de feminismo basado en el control de su cuerpo. En 2002 se creó la página web elpartoesnuestro.es, que se llenó de relatos de madres decepcionadas por el trato poco considerado que habían recibido y desde la que se participó activamente en este debate. La cuerda llevaba una década tensándose y los protocolos del embarazo que se habían empleado hasta el momento pedían a gritos una revisión.

En septiembre de 2007, el entonces Ministerio de Salud y Consumo (MSC) presentó el primer borrador sobre «Estrategia para la atención al parto normal en el sistema nacional de salud», en el que se desaconsejaban prácticas que habían quedado más pasadas de moda que el Myspace, como el enema y el rasurado. Se proponía informar a las mujeres sobre las técnicas existentes para gestionar el dolor, en vez de aplicar la epidural indiscriminadamente, y se promovía la presencia del padre. También se aconsejaba capacitar a los profesionales a fin de que las mujeres pudieran adoptar otras posiciones que no fuera la consabida litotomía (estar tumbada en la camilla). Está claro que el camillero con quien casi me bato en duelo en el capítulo anterior era un lititomíaco convicto y confeso, y no se había leído ese documento. También se trataba otro punto importante: la episiotomía, que debía practicarse de forma selectiva. Este es el corte que se hace en el perineo para evitar desgarros y facilitar la salida del bebé. Pero tiene consecuencias para el suelo pélvico de la mujer e, incluso, para su vida sexual posterior. De todas formas, el parto también puede provocar estos efectos secundarios. La Organización Mundial de la Salud recomienda que no se supere la tasa del 30 por ciento de episiotomías, pero, según las cifras de 2012 de los hospitales públicos en España, se llegaba al 41 por ciento, lo que suponía un gran descenso, pues hace veinte años la tasa era del 89 por ciento.[41]

EL PARTO MEDICALIZADO 2.0

Las nuevas medidas han ido adoptándose en los centros españoles a diferentes velocidades, pero hoy día el proceso es imparable. Cada parto es un mundo y los profesionales ya no pueden ni quieren seguir abordándolo como una cadena de producción. Actualmente, si una embarazada confía en su ginecólogo, puede optar por un parto medicalizado, en que tendrían que aplicarse las mejoras que se han promovido en la última década.

En este caso, por ejemplo, podrá elegir entre la analgesia con la epidural u otros métodos para paliar el dolor. Si va a emplearse la epidural,

---

[41] «Demasiadas episiotomías en España», OCU por la transparencia hospitalaria, 19 de febrero de 2015, en: <https://www.ocu.org/salud/derechos-paciente/noticias/episiotomias>.

es necesario que se lleve a cabo un estudio anestésico previo y que haya un grado de dilatación (habitualmente, un mínimo de tres centímetros), por lo que tampoco puede practicarse ni en el primer ni en el último momento. ¿Por qué hay mujeres que quieren la analgesia y otras que renuncian a ella? Esta pregunta únicamente puede responderla cada una, sin que un grupo u otro pueda arrogarse el derecho a emitir juicios. Durante el parto, como se verá más adelante, el cuerpo segrega endorfinas, y hay gestantes que quieren disfrutar de esa sensación. Otras, en cambio, prefieren olvidarse del proceso y tener a su hijo en brazos lo antes posible con el mínimo sufrimiento. Por tanto, la pregunta pertinente aquí es si la epidural afecta o no al bebé, para que cada cual tome la decisión que prefiera. «La epidural acaba con el dolor y puede ralentizar el parto, pero eso no es ningún problema, pues el niño está monitorizado. El parto es doloroso y ese sufrimiento no aporta ningún beneficio. Una madre que no quiera pasarlo mal no tiene por qué hacerlo, sería como volver a la época de las cavernas. Tenemos métodos fiables para que se ahorre ese padecimiento y, en ese sentido, la epidural es una maravilla. Hay muchas mujeres que al principio dicen que no la quieren, pero cuando sienten las contracciones cambian de opinión. Pero ha de tenerse en cuenta que para aplicarla debe haberse practicado un estudio de preanestesia», explica Juan José Vidal, jefe de Ginecolgía de la Unidad de la Mujer de la Clínica Ruber Internacional.

Máximo Vento, presidente de la Sociedad Española de Neonatología, coincide en que los efectos de la analgesia son mínimos para el bebé. Apunta que el problema es que pueda fatigar en exceso a la madre, por la hipotensión que acarrea en algunos casos o el cansancio, y que, en consecuencia, la lactancia puede no afrontarse de igual manera. Para Belén Santacruz, uno de sus beneficios es que, en caso de detectar sufrimiento fetal, la madre ya está sedada y se ganan unos cinco minutos, que pueden ser de suma importancia. «No es una panacea ni es el horror. Es lo que quita el dolor. A día de hoy, es lo mejor que tenemos para conseguirlo. Hay mujeres que quieren la experiencia completa del parto y por ello renuncian a emplearla», explica. Además, también puede pedirse la *walking* epidural (nada que ver con la serie de zombis *The Walking Dead*), que permite a la madre pulular sin dolor. Por tanto, la elección depende de la madre y del parto que tenga, porque este es otro factor que tampoco puede estandarizarse:

var alguna que otra sonrisa. Esto es lo que predica el «parto respetado», que se aplica en algunos hospitales de nuestro país y que debería ser el futuro de los partos. Costó, por ejemplo, llegar a un consenso con el término «respetado». A nivel internacional, a esta tendencia se la llama «humanizar» el parto. Pero a unos cuantos médicos no les convenció. Es como si les dijeran: «Hasta ahora has estado trayendo al mundo niños de forma inhumana o incluso extraterrestre». Yo, que soy un poco quisquillosa con el lenguaje, puedo llegar a entenderlo. Otra cosa es que a la discusión semántica subyazca una resistencia al cambio. Sea como sea, al procedimiento se le encontró una terminología de consenso: «parto respetado», que suena muy bien, pues a todos nos gusta el respeto.

En esta modalidad, la madre deviene la protagonista y médicos y comadronas ocupan un discreto segundo plano, para ayudarla en lo que necesite y no imponerle nada. Se recomienda llamarla por su nombre y así acabar con la epidemia de mamismo exacerbado de la que me quejaba en el capítulo anterior. Le informan de todos los métodos analgésicos, puede ducharse, emplear una pelota o pedir un chute de epidural. También se promueve el contacto piel con piel, que cuando nazca el niño no se lo lleven corriendo a lavarlo, sino que pueda estar más tiempo con la madre y que los progenitores sean quienes se encarguen, si quieren, de su acicalamiento. Antes de que llegue el día del alumbramiento, puede realizarse un «plan de parto» en el que la madre decide algunos detalles. «Se trata de una exposición de deseos, no de una imposición. La madre dice lo que desea y se consensúa con el médico. Nosotros siempre lo tenemos en cuenta y ponemos que se respetará en el caso de que todo vaya bien. Por ejemplo, si te dicen que no quieren que emplees fórceps por miedo a que el niño tenga un traumatismo craneal, debes explicarle que, si el parto se complica y el niño se está ahogando, tienes tres minutos para poder sacarlo. También hay madres que no quieren oxitocina y se respeta, pero hay casos en que, si no la administras, tendrás que llevar a cabo una cesárea. A veces hay peticiones que no pueden cumplirse por la normativa legal. Algunas quieren traerse su propia bañera y eso no es posible, porque tiene que ser aséptica y tener una forma específica. La normativa española no permite llevarse la placenta o que en el quirófano estén menores de edad. Pero todo esto son excepciones, el 99 por ciento de las peticiones se consensúa. Se trata simplemente de hablar, de explicar lo que va a suceder, de entender los miedos de la madre y aclararle esas cuestiones para que esté tranquila», explica Santacruz.

El médico tiene la obligación de velar también por la vida del feto, y esto en teoría podría entrar en conflicto con las peticiones maternas. Pero este hipotético enfrentamiento raras veces se produce. Santacruz asegura que en sus veinticinco años de profesión nunca se ha topado con ello.

Ante esta avalancha de posibilidades, me quedo paralizada. Ya he explicado lo desinformada que me personé a la hora de parir. Si hubiera sabido todo esto y hubiera tenido la posibilidad, mi parto hubiera sido diferente, imagino. Pero ¿cómo? Realmente me pongo a pensar y mi cabeza es como ese icono del relojito de Windows cuando se queda colgado. No sé qué hubiera pedido. Igual unos mariachis animándome, solo para provocar un cortocircuito en Midoctorhouse. En verdad no se me ocurre, y me siento un poco mal por ello. Comparto mi inquietud con Santacruz: ¿hay más mujeres, como yo, que simplemente quieren tener a sus hijos en brazos de la forma más segura posible y delegar el proceso en manos de los especialistas, o soy yo un poco fresca a la hora de parir? Santacruz sonríe: «El 80 por ciento de las mujeres tiene esa filosofía. Te dicen si quieren o no epidural y dejan que tú elijas lo mejor. En general, lo importante es que a todos nos gusta que nos hablen, que nos cuenten lo que nos están haciendo, que nos llamen por nuestro nombre y que nos atienda el mismo equipo. Eso es lo que intentamos en el parto respetado y así todo es más fácil». Respiro aliviada. El doctor Juan José Vidal también me asegura que no soy la dejada de los alumbramientos: «La mayoría de las mujeres, cuando están de parto, confían en el médico y no se ponen a tomar decisiones. Yo he asistido a amigas ginecólogas y ellas también confían en el médico. A veces, en broma, les digo: "¿Y ahora qué hago?". Y ellas responden que lo que considere adecuado».

Que exista la información y el derecho a elegir es básico. Como lo es que tampoco nada sea obligatorio. Recuerdo que poco después de mi parto, vino a verme una amiga que había intentado tener uno natural y que al final se había echado atrás, con grandes remordimientos. El dolor le había hecho pedir la epidural, que era justo lo que no quería. Tenía interés por saber del mío, y yo, encantada, le narré las aven-

tener un parto «industrializado», esta era la alternativa que le quedaba. Las madres que desean ejercer mayor control sobre sus cuerpos, apoyadas por algunos médicos que también consideraban que eran innecesarias algunas prácticas que se habían protocolizado, reclamaron el parto natural en los hospitales. Y así nació esta modalidad en que la mujer, con ayuda de la comadrona y del personal médico si es necesario, puede dar a luz como se ha hecho toda la vida, sin ninguna intervención médica, a no ser que la cosa se complique. «Desde el punto de vista biológico, este parto, en el que no hay medicalización, estimula una serie de mecanismos que facilitan la adaptación posnatal del bebé. El proceso natural hace que el bebé esté alerta, preparado, inicie el llanto, la respiración y la circulación rápidamente», explica Máximo Vento.

Una de las variantes más conocidas es el parto en el agua o hidroparto, que fue auspiciado por el obstetra francés Michel Odent. Este especialista, que se reconoce hijo de los principios revolucionarios del Mayo del 68, trabajaba en un hospital público en Francia, donde en la onda de aquella rompedora primavera parisina intentaban innovar de todas las maneras posibles. Uno de sus objetivos era tratar de que las parturientas no precisaran de medicamentos. Para ello, buscaban soluciones de lo más originales. Tenían un piano, que tocaban para que las gestantes cantaran y acaso así espantar sus males, pero el servicio musical no era muy solicitado. En cambio, observaron que la mayoría pedía ducharse o estar en contacto con el agua, así que Odent fue a comprar una bañera hinchable y les propuso que se introdujeran en ella. Según el especialista, el solo sonido del agua ya ejercía un efecto tranquilizante y, luego, cuando se bañaban, los dolores se disipaban. La idea primigenia era que el baño sirviera únicamente para que la embarazada se relajara y después saliera a parir. Pero, como cada vez era una opción más demandada, a más de una se le escapaba su descendiente en el agua. Y así fue como empezaron a estudiarse los beneficios de alumbrar cual escualo. En 1983, cuando ya contaban con la experiencia de 1.000 madres acuáticas, Odent publicó un artículo en la prestigiosa revista *Lancet* y su técnica comenzó a ser imitada por otros centros en el resto del mundo. Tras la experiencia, Odent recomienda usar esta técnica según unos parámetros muy concretos: el agua debe estar entre 36 y 37 °C (más caliente elevaría la temperatura del feto), la madre deberá entrar cuando haya dilatado al menos cinco centímetros, teniendo en cuenta que una hora y media después el agua ya no tendrá efecto calmante, y el cordón umbilical deberá cortarse al momento.[44]

De todas formas, esta técnica tiene escaso calado científico y cuenta con detractores, pues puede provocar complicaciones. Emplear el agua para calmar las molestias de la gestante en la primera etapa del parto no tiene contraindicaciones, pero lo de que el niño nazca en el agua está creando serias dudas en la comunidad científica. «En la actualidad, ante la falta de evidencia científica de ningún beneficio y la ausencia de datos de seguridad sobre la salud del recién nacido, así como la existencia de casos clínicos con complicaciones graves o de evolución fatal documentados, la Sociedad Española de Neonatología (...) recomienda que esta modalidad de parto solo se contemple en el contexto de un ensayo clínico controlado».[45] El doctor Juan José Vidal lo resume de forma más divertida y directa: «El ser humano no da luz en el agua, eso solo lo hacen los peces».

Algunos hospitales españoles ofrecen el servicio del parto natural (visto lo visto, mejor sin bañeras en la fase final). Y la pregunta que queda en el aire o al menos la que a mí me preocupa más es: ¿duele? Y aquí es donde entramos en un territorio complicado, pues la percepción de dolor es diferente para cada persona. La oxitocina, que es la hormona que provoca las contracciones, también hace que las madres olviden el sufrimiento. Esto tienen un término en inglés: *momnesia*, la «mamiamnesia», podría traducirse. Yo no me acababa de creer esos relatos en los que una madre, tras pasar las de Caín dando a luz, decía que al tener al bebé entre sus brazos se le había olvidado el sufrimiento. Pero es cierto, tal mecanismo funciona entre el 50 y el 80 por ciento de las ocasiones: la oxitocina hace que olvides el sufrimiento y te sientas una con el universo o, al menos, con el bebé una vez ha

[44] Esta información proviene de una conferencia pronunciada por Michen Odent y que puede consultarse en «El agua como medio en el parto», *Natura Medicatrix*, núm. 55, octubre de 1999.

[45] M. Irondo Sanz, M. Sánchez Luna, F. Bolet Mussons, T. Martínez-Astorquiza, J. M. Lalilla Vicens y J. Figueras Aloy, «Atención del parto en el agua. Consenso de la Sociedad Española de Neonatología y de la Sección de Medicina Perinatal de la Sociedad Española de Obstetricia y Ginecología», *Anales de Pediatría, AEP*, vol. 82, núm. 2, febrero de 2015.

nacido. El parto natural también es un Primavera Sound de endorfinas. Ahí están todas saltando, dispuestas a premiar a la parturienta por sus esfuerzos. Hay mujeres que sabiendo todo esto deciden disfrutar de ese chute hormonal que tan pocas veces en la vida experimentarán.

Según un breve estudio realizado en Granada,[46] el 69 por ciento de las mujeres que habían tenido un parto natural estaban satisfechas, frente al 47 por ciento, que sí había empleado analgesia, y el 36 por ciento que había tenido una cesárea. Pero para disfrutar de ese instante ha de llegarse hasta el final, y eso no es fácil. Según un estudio, también con una muestra reducida, que se llevó a cabo en el Hospital de Manises de Valencia, uno de los pioneros en ofrecer el servicio de parto natural en España, del 70 por ciento de las mujeres que se decidían por esta opción, únicamente el 20 por ciento lo conseguía. El 50 por ciento restante acababa aullando, pidiendo la epidural.[47]

Pero, como se ha dicho, cada mujer es un mundo en su percepción del dolor, y hay casos como mínimo curiosos. Existen madres que aseguran que con el parto natural han experimentado orgasmos. Esta teoría ha sido avalada por Barry Komisaruk, un psicólogo de la Universidad de Rugers, en Nueva Jersey, que ha dedicado su carrera al estudio del clímax femenino. El especialista asegura que el paso del bebé por el punto G puede ser muy gratificante y propone que las embarazadas se masturben para aliviar las molestias. No he podido evitar la tentación de buscar en YouTube vídeos de partos orgásmicos. En algunos, realmente, parece que las mujeres están disfrutando con la experiencia; pero otros, en cambio, no se me han antojado tan placenteros. En realidad, yo no estoy tan evolucionada, adolezco de cier-

[46] M. J. Aguilar Cordero, I. Sáez Martín, M. J. Menor Rodríguez, N. Mur Villar, M. Expósito Ruiz, A. Hervás Pérez y J. O. González Mendoza, «Valoración del nivel de satisfacción en un grupo de mujeres de Granada sobre atención al parto, acompañamiento y duración de la lactancia», Nutrición Hospitalaria, vol. 28, núm. 3, mayo-junio de 2013.

[47] Thais Bonilla, «Un 50 por ciento de las embarazadas desecha el "parto natural" por dolores», La Razón, 16 de agosto de 2010, en: <http://www.larazon.es/historico/712-un-50-por-ciento-de-las-embarazadas-desecha-el-parto-natural-por-dolores-OLLA_RAZON_301859>.

ta mojigatería maternal y desgraciadamente los resquicios de mi moral judeocristiana me hubieran impedido entregarme al onanismo en semejante trance.

PARTO DOMICILIARIO

Dejando las orgásmicas variantes de lado y felicitando a sus usuarias, seguiremos con el recorrido por los diferentes modos de expulsión de criaturas. Una vez conseguido el parto natural en el hospital, «¿por qué no llevarlo a casa?», se preguntaban sus defensoras, mientras los médicos se llevaban las manos a la cabeza temiendo volver a las cifras de mortalidad contra las que habían luchado.

Hoy día, en España esta opción no ha sido recomendada por ninguno de los médicos entrevistados. La razón principal es que el sistema sanitario español no lo incluye. Para que fuera posible, además de tratarse de un parto sin riesgos, debería contarse con garantías que ahora mismo no pueden ofrecerse. «Requiere de infraestructura y experiencia. Debes tener un grupo de matronas, con el equipo adecuado para reanimar al bebé. En España contamos con otro hándicap, que es la geografía. En las capitales se podría trasladar a la madre rápidamente al hospital, pero en algunas regiones no podría garantizarse. Hay momentos en que el tiempo es básico. Por ejemplo, en un caso de asfixia leve tenemos entre quince y veinte minutos para reanimar al recién nacido, diez si la asfixia es grave. Si lo tienes todo a mano y un equipo entrenado, en el hospital se puede salvar a ese niño», advierte Máximo Vento.

El ejemplo que siempre se pone es el de Holanda, donde la sanidad pública contempla el parto domiciliario. Holanda parece la tierra prometida para las que buscan desterrar los medicamentos de los partos. Pero no es oro todo lo que reluce. Para empezar, hay pequeños datos que suelen falsearse o pasarse por alto. Uno de los mitos es que todas las embarazadas tienen una ambulancia en la puerta de su casa por si sucede algún imprevisto. Sería tan bonito como ir atando a los canes con longanizas, e igualmente utópico. Si hubiera una ambulancia esperando en cada hogar, se verían más vehículos sanitarios que *coffee shops*. Lo que garantiza el protocolo holandés es el traslado en un máximo de 45 minutos desde la llamada, tiempo que en algunos casos puede ser demasiado. Otro de los detalles que no suelen explicarse es que el parto domiciliario es gratuito, mientras el hospitalario es de pago.[48] Nuestro sistema sanitario tal vez no incluya la modalidad hogareña, pero nos permite empezar a comprar pañales sin estar en números rojos. Por último, los estudios Peristat I y Peristat II, realizados por el Departamento de Salud Pública de la Comisión Europea, sitúan a Holanda como uno de los países con mayor mortalidad perinatal y materna de la Unión Europea. Existe un debate sobre hasta qué punto influyen los partos domiciliarios u otros factores en esa calificación negativa. «En Holanda, donde el parto en casa forma parte integral del sistema sanitario, solo el 16,3 por ciento lo elige (este porcentaje ha caído en los últimos años desde el 30 por ciento). En países donde se apoya (Reino Unido, Dinamarca o Islandia) apenas superan el 2 por ciento. En el resto, independientemente de que se tolere o desincentive, no llega al 1 por ciento».[49] En el caso de Reino Unido, también debe ponderarse el factor económico: un parto en el hospital suele costar unos 2.000 euros y en el dulce hogar sale por 1.300 euros.[50]

El movimiento proparto domiciliario sufrió un gran revés cuando una de sus principales activistas, la australiana Caroline Lowel, murió al intentar dar a luz a su hijo en su hogar en 2012. Pese a que la Asociación Homebrith Australia aseguraba que era la primera muerte producida por parto domiciliario desde 1999, el triste óbito sirvió de argumento para los que se oponían a este tipo de alumbramiento.

Periódicamente van apareciendo estudios que aseguran que el parto domiciliario en alumbramientos sin riesgo cuenta con unas tasas más bajas de mortalidad que el hospitalario. Y poco después se publica otro

[48] Óscar Núñez García, Eva María Núñez García, Ana María Ibáñez Gabarrón y Encarnación Rojo Atenza, «Mortalidad Perinatal en la Unión Europea. ¿Influye si el parto es hospitalario o domiciliario? Revisión de la literatura», RECIEN (Revista Científica de Enfermería), núm. 8, mayo de 2014, en: <https://recien.ua.es/article/view/2014-n8-mortalidad-perinatal-en-la-union-europea-influye-si-el-parto-es-hospitalario-o-domiciliario-revision-de-la-literatura>.

[49] Patricia Gosálvez, «Nosotras parimos, pero ¿dónde?», El País, 21 de diciembre de 2014, <https://politica.elpais.com/politica/2014/12/19/actualidad/1419018235_801849.html>.

[50] Ibidem.

estudio que refrenda justamente lo contrario.[51] Por tanto, si los señores científicos y los que elaboran las estadísticas no alcanzan el consenso, no será una servidora la que opine al respecto. En España, los médicos no garantizan la seguridad de esta opción, mientras las asociaciones de matronas se posicionan a favor de incluirla en el sistema sanitario. Aseguran que, si la sanidad pública lo cubriera, no supondría un coste adicional al del procedimiento hospitalario, cifrado en 1.812 euros que además tiene la posibilidad de gastos adicionales de 907 euros.[52]

PARTO POR CESÁREA

En las antípodas de esta opción está la cesárea, término que no procede del nacimiento de Julio César (los historiadores aseguran que es improbable que el célebre emperador llegara al mundo mediante tal procedimiento), sino de la palabra *caedere*, que significa "cortar". Salvo algunos casos más legendarios que documentados en los siglos XVI y XVII, en los que se aseguraba que se había salvado a la madre y al hijo, por lo general tal método suponía la muerte de la progenitora y un intento desesperado, y no siempre fructuoso, de salvar a la criatura. La primera cesárea exitosa, que seguía un protocolo bastante similar al actual, salvando las distancias temporales, data de 1882 y la practicó el obstetra alemán Max Sänger. Según aseguró, gracias a rigurosa asepsia que desplegaba durante la intervención, logró reducir la mortalidad en un 80 por ciento de los casos, en un tiempo en que la cifra iba del 30 al 50 por ciento.[53] Durante el siglo XX la cesárea se hizo segura, y en los años ochenta, cuando se planteó la vuelta a un parto

---

[51] Según un estudio de la Universidad de Oxford («Birthplace in England Research Programme de National Perinatal Epidiemilogy Unit»), el parto domiciliario es más seguro. En cambio, en otro estudio llevado a cabo por el Maine Medical Center (en Estados Unidos) se asegura que cuando el parto tiene lugar en el domicilio se duplican las muertes.

[52] Posicionamiento de la FAME (Federación de Asociaciones de Matronas de España) acerca de la atención del parto en casa, según datos de agosto de 2015.

[53] Randi Hutter Epstein, *¿Cómo se sale de aquí? Una historia del parto*, op. cit., p. 154.

menos medicalizado, fue la técnica más cuestionada. Lo primero que cayó fue la teoría de que, si una mujer había tenido un parto por cesárea, los siguientes debían seguir el mismo procedimiento. En la primera década del siglo xx, un prestigioso ginecólogo[54] había pronunciado la siguiente frase: «Una vez cesárea, siempre cesárea», idea que se aplicó durante decenios al pie de la letra. Los nuevos protocolos de parto demostraron que podía tenerse un parto vaginal después de haber tenido uno por cesárea. Pero, además, muchas mujeres protestaron por la presteza con que algunos ginecólogos empuñaban el bisturí.

La cesárea es una técnica que, en caso de emergencia, salva muchas vidas, sin embargo, sigue siendo el blanco de las críticas de los que defienden el parto natural y acusan a los médicos de abusar del procedimiento. En 1985, en una conferencia que tuvo lugar en Fortaleza, Brasil, la OMS estableció una tasa de entre 10-15 por ciento para las cesáreas que deberían llevarse a cabo. En 2005, la OMS emitió otro comunicado al respecto, que viene a ser una de cal y otra de arena: se incide sobre el hecho de que una tasa superior al 10 por ciento no está relacionada con el descenso de la mortalidad materna y neonatal, pero también se rebaja la presión sobre los médicos que consideren oportuno llevarlas a cabo. El subtítulo del texto deja claro esta intencionalidad: «Debe hacerse todo lo posible para realizar cesáreas a todas las mujeres que lo necesiten en lugar de intentar alcanzar una tasa determinada».[55]

La tasa de las cesáreas practicadas en España está por encima de la recomendada. Según el Ministerio de Sanidad, la tasa patria se halla en un 25,25 por ciento, cifra que aumenta cuando se trata de clínicas privadas. Echando un vistazo al *ranking* de la OMS, el país donde es más fácil acabar con una pequeña cicatriz en el vientre a la hora de parir es Brasil, con un porcentaje del 56 por ciento. No parece casual que la recomendación de la OMS de 1985 se llevara a cabo en esas latitudes. «Allí es una cuestión de estatus social. A los ginecólogos apenas se les paga por un parto y, en cambio, por una cesárea sí, por lo

---

[54] En algunos textos se le atribuye a Joseph Lister y en otros a Edwin B. Gragin.
[55] Declaración de la OMS sobre tasas de cesárea, Departamento de Salud Reproductiva e Investigación de la Organización Mundial de la Salud, en: <http://apps. who.int/iris/bitstream/10665/161444/1/WHO_RHR_15.02_spa.pdf?ua=1>.

que convencen a las mujeres de que es mejor. Esto ha creado un panorama en que las mujeres reafirman su posición social teniendo una cesárea y el parto vaginal se asocia a las clases más desfavorecidas», comenta la doctora Santacruz.

Después de Brasil, se encuentran Egipto (51,8%) y Turquía (47,5%). Un país con una tasa similar a la de España es Estados Unidos, aunque las razones son diferentes. Al tratarse de un país tan judicializado, donde se interponen demandas por cualquier cosa, algunos obstetras prefieren optar por una cesárea que por el empleo de fórceps, por miedo a tener que vérselas con un juez en el banquillo de los acusados.[56]

Algunos hospitales españoles han elaborado planes para la reducción del número de cesáreas, y varias asociaciones como El Parto es Nuestro se encargan de explicar los perjuicios de esta intervención. Pero más allá de la polémica sigue habiendo madres que eligen la cirugía antes que el parto natural. Los ejemplos más conocidos son los de las famosas (que no se citarán para no demonizar a ninguna mujer) que han pasado por el quirófano para tener a su prole. Incluso se comenta que algunas completan la intervención con otra de cirugía estética para alisarse el vientre. Pero las actrices y modelos no son las únicas, también hay deportistas de élite a las que se les ofrece este procedimiento, para no alargar en demasía el embarazo y que su cuerpo no sufra tantas alteraciones.

La pionera en programar su propia cesárea fue Florence Haseltine, una especialista en obstetricia que, allá por 1979, en Estados Unidos, decidió que «quería un niño y no un parto». En su caso, no puede decirse que la falta de información la hiciera descantarse por este método. «Había visto suficientes mujeres pasar por la experiencia como para saber lo que le esperaba dando a luz por vía vaginal, y también había practicado las suficientes cesáreas para saber lo que implicaba una operación así».[57] Se ha de matizar que en aquella época no se había institucionalizado la epidural. «Haseltine no considera que un par-

[56] Randi Hutter Epstein, *¿Cómo se sale de aquí? Una historia del parto*, op. cit., p. 44.
[57] *Ibidem*, p. 149.

to natural, sin tecnología ni anestesia, sea una prolongación de los derechos de la mujer. Bien al contrario; el feminismo para ella significa tener acceso a la información suficiente para comprender las opciones médicas y exigir la más conveniente.»[58] Su decisión provocó una gran polémica, a lo que ella respondió: «Una mujer se queda embarazada para tener un hijo, no un parto. No entendía a qué tanto revuelo por mi cesárea. El niño estaba ya formado, así que ¿por qué no sacarlo?».[59]

La obstetra abrió un camino diferente tanto para el nacimiento de su hijo como para otras mujeres que se plantearan seguir sus pasos. Las razones para escoger una cesárea son variadas y dependen como siempre de cada persona. «Existen dos tipos de cesárea programada: la que es por decisión médica y la que es a petición de la madre, sin que exista ningún motivo aparente. Pero siempre subyace una razón oculta. Puede ser que se haya tenido un parto anterior muy traumático o que haya un motivo para que tenga que ser un día en concreto: por ejemplo, que los abuelos vivan en el extranjero y acudan expresamente al parto. Yo lo que intento en estos casos es entender las razones y llegar a un acuerdo. Al final, el médico decidirá si puede practicarse y los padres decidirán si aceptan la decisión o se van a otro centro», dice Santacruz. Más allá de la decisión de cada mujer, todos los médicos convienen que, a fin de que sea seguro para el niño, la cesárea debe practicarse como mínimo a partir de la semana 38 de gestación.

Aquí no estamos para juzgar razones, pero sí para ver las consecuencias que esta decisión puede tener sobre la madre y el recién nacido. Empezaremos por saber cómo afecta a este último. Según Máximo Vento: «En el parto quirúrgico, el niño no recibe los mismos estímulos, por lo que puede tener algún retraso en la respiración. La lactancia también suele llegar más tarde. Además, el bebé no es colonizado por la flora bacteriana de la madre, que se la traspasa cuando atraviesa el conducto del parto y que le brinda una protección inmunológica». En cuanto a la madre, Santacruz comenta: «Se trata de una

---

[58] *Ibidem*, p. 150.
[59] *Ibidem*.

incisión y ello puede acarrear problemas en el futuro. Si, por ejemplo, una mujer ha tenido dos cesáreas y con cincuenta años han de volver a operarla por cualquier razón, esa mujer puede tener complicaciones que imposibiliten esa intervención. Se trata de una cirugía mayor, mucho más importante, por ejemplo, que una apendicitis. Es una cuestión complicada, y lo que debes hacer es dar toda la información posible a los padres. Seguramente, si preguntas a diez ginecólogos, cada uno tendrá una respuesta diferente. Unos piensan que si se empodera a la mujer, ella puede pedir lo que quiera, y otros no estarán de acuerdo con según qué prácticas». El doctor Vidal, por ejemplo, señala que con el parto por cesárea se consigue que el suelo pélvico no sufra, pues no supone dilatación ni desgarro.

DONAR CÉLULAS MADRE NO ES TAN FÁCIL COMO PARECE

Después de este paseo por la sección de partos, ha llegado el momento de despertar de mi ensoñación y ponerme a hacer lo propio, oséase, a parir. Pero antes de que me pusiera manos a la obra aconteció otro episodio propio del vodevil que estaba siendo mi parto. Para ello tengo que contextualizar la cuestión e irme por lo cerros de Úbeda un ratito. Antes de quedarme embarazada, yo siempre había sido partidaria de la investigación con células madre. Me emocionaba mucho ver a Christopher Reeve, el actor que encarnó a Superman, en una silla de ruedas, luchando por el avance de aquella investigación que en un futuro podría ayudar a otras personas que sufrieran tetraplejía. No era una batalla fácil, pues los sectores religiosos arguyen que esta investigación va contra natura y se oponen encarnizadamente a lo que supondría un gran avance de la ciencia. Los esfuerzos de Reeve se vieron truncados por tal oposición, y yo me disgusté sobremanera.

Una de mis particularidades es que algunas noticias me afectan de una forma muy personal, como si realmente fueran conmigo, y reacciono con unos cambios de humor desmedidos que intento disimular más mal que bien. Imagino que es similar a lo que deben experimentar los futboleros cuando su equipo gana o pierde. Soy un poco aleatoria con lo que me afecta; por ejemplo, los resultados electorales de Estados Unidos, Israel, Francia y, por supuesto, España pueden ponerme de buen humor o sumirme en un estado taciturno, como si mi mejor amigo me hubiera explicado el final de mi serie preferida por pura crueldad. El porqué de estos países en concreto también se me escapa. Cualquier subrepticio recorte de las libertades civiles me pone con el talante de un puercoespín a la defensiva. No es que se me note mucho, no voy gritándole a la gente ni nada por el estilo, me atormento solita con una desazón existencial que me enrarece el ánimo durante unos días. Hay gente que es metereopática, y yo debo ser actualidapática. El caso es que, en 2006, atravesé uno de estos episodios cuando George W. Bush ejerció por primera vez su derecho a veto rechazando una ley aprobada por el Senado estadounidense que ampliaba los fondos públicos para la investigación con células madre embrionarias. Me imaginaba que los neocons[60] debían estar bailando zapateados bíblicos de pura alegría en sus casas adosadas, y yo rabiaba a solas de lo lindo, como si mi inquina pudiera afectarles.

Para desquitarme, cuando me quedé embarazada decidí donar mi cordón umbilical, las células madre, la placenta y cuanto fuera menester. Soy donante de todos mis órganos, pero nunca he tenido muchas esperanzas de que cuando llegue mi óbito quede alguno de provecho. En cambio, llevaba un embarazo sano y me gustaba pensar que la llegada al mundo de mi hijo pudiera salvar o mejorar otra vida. Básicamente, la donación de células madre a partir de la sangre del cordón umbilical se emplea para ayudar a «personas con enfermedades congénitas o adquiridas de la médula ósea tales como leucemias agudas».[61] La extracción es sencilla y ha de seguir unos protocolos para que la donación pueda aprovecharse realmente. «La sangre del cordón umbilical se recoge tras el nacimiento del niño y después de la sección del cordón umbilical. Para ello se realiza una punción del cor-

---

[60] Neoconservadores, término que se acuñó en los años noventa y tuvo su esplendor durante al mandato de George W. Bush hijo. Son partidarios, entre otras cosas, de que los principios religiosos se apliquen en la política, la economía, la sociedad y la ciencia.

[61] «Donación Sangre de Cordón Umbilical», Organización Nacional de Trasplantes. Ministerio de Sanidad, Servicios Sociales e Igualdad, en: <http://www.ont.es/informacion/paginas/donaci%C3%B3nsangredecord%C3%B3numbilical.aspx>.

dón umbilical cuando la placenta está todavía en el útero. La recogida de sangre del cordón no comporta ningún peligro, ni para la madre ni para el niño».[62] Las embarazadas españolas somos muy altruistas a la hora de donar nuestras células madres y los científicos patrios son unos auténticos hachas almacenándolas. Nuestro país ocupa el segundo lugar en el *ranking* mundial de estas donaciones, y el 10 por ciento de las unidades almacenadas en el mundo proceden de la Piel de Toro. Además, tienen pedigrí, puesto que los especialistas cuidan con esmero que sean de calidad y tengan el mayor número de células posibles.

Yo estaba muy ilusionada con hacer la donación, pero el sistema sanitario no me correspondía con un entusiasmo similar. Si daba a luz en un hospital, pero como iba alumbrar en una clínica por lo visto no podía ceder mis rollizas células madre. Hoy día existe una lista de centros que contemplan la donación de sangre del cordón umbilical (puede consultar en la página de la Fundación Josep Carreras), pero sigue sin ser posible hacerlo en todos.

Me enfurruñé convenientemente ante aquella noticia. Al cabo de un tiempo vi un tríptico en que prometían congelar las susodichas células para poder emplearlas a fin de salvar a mi churumbel de cualquier espeluznante enfermedad genética que le amenazara en el futuro. Éticamente me parecía justo lo contrario a lo yo que deseaba hacer: en vez de donarlas al mundo, me las quedaba congeladas egoístamente, solo para mi hijo, sin atisbo de solidaridad. Pero aquel folleto tenía un aire de ciencia ficción que seducía. Representaba a la perfección el imaginario de las películas futuristas y, aunque sabes de sobra que nunca tiene que ver con el avance de la ciencia, ejercen una fascinación subliminal. Lo consulté con algunas amigas que lo habían hecho y que estaban encantadas con la tranquilidad que les daba. Ese sosiego no era barato y se cifraba, creo recordar, alrededor de los 1.500 euros.[63] Le pregunté a Midoctorhouse qué opinaba al respecto y ni siquiera levantó la vista del papel en que estaba escribiendo.

---

[62] *Ibidem.*
[63] En 2017, las tarifas oscilan entre los 1.690 y los 2.490 euros.

—No creo que sirva de mucho, pero, si tienes el dinero y quieres quedarte tranquila, hazlo —me respondió en su tono monocorde.

Descarté la idea por motivos pecuniarios y éticos. Un día, comiendo con mi madre, le comenté que había decidido no hacerlo, porque no tenía especial fe en el proceso ni montante que ir invirtiendo alegremente. La autora de mis días no estuvo nada de acuerdo con mi razonamiento.

—¿Y si le pasara algo al nene y por no haber pagado ese dinero no pudieras salvarlo? —me preguntó angustiada—. Tienes que hacerlo. Yo te lo regalo, no se hable más.

Yo sabía que para mi madre suponía un esfuerzo, y también tenía claro que, si no lo hacía, no dormiría tranquila. Y sus palabras asimismo me habían inoculado el virus del consumismo maternal. Existe un gran negocio entorno al óvulo fecundado y funciona justo con ese engañoso argumento: ¿qué son 1.500 euros en comparación a la vida de tu hijo? ¿Puedes ponerle precio y encima racanear? Y cuando consiguen que hagas este razonamiento, desenfundas la Visa más rápidamente que Billy el Niño. Es un proceso muy similar al mecanismo que conduce al sacrificio aleatorio, la única diferencia es que aquí, en vez de acometer alguna privación, apoquinas.

Mis dudas sobre la efectividad de aquel banco privado en que crionizarían una parte de mi ser fueron constatadas más adelante. No hace falta ser Sherlock Holmes para comprender que, si esas células pueden tratar problemas genéticos, es más que posible que procediendo del cordón umbilical también sean portadoras de las enfermedades que pretenden curarse. Este Juan Palomo del cordón umbilical se denomina uso autólogo de SCU (sangre del cordón umbilical), y poco después de mi parto la ciencia convino que gastarse peculio en ello era tan inútil como comprar preferentes de Caixa Catalunya. «La probabilidad de que las unidades de SCU almacenadas sean utilizadas por el niño del que proceden es extremadamente baja. El motivo es que la práctica totalidad de las indicaciones de trasplante en la infancia se deben a enfermedades que tienen una base genética o congénita y, por tanto, pueden estar presentes en las células del cordón (...). Hasta el momento se han registrado en el mundo tres casos de trasplante de estos cordones para uso autólogo (es decir, para el niño del que procede) y siempre en enfermedades adquiridas, no congénitas, frente a los 8.000-9.000 trasplantes efectuados en el mundo a otras personas».[64]

Teniendo en cuenta, además, que nuestro país es una potencia en esto de conservar cordones umbilicales, resulta ridículo guardarlas con avaricia si sabes que podrás disponer de las células madre si las necesitas.

Pero caí en la trampa y, cuando estaba a punto de parir, Padredelacriatura fue a hacer el papeleo para que conservaran mi cordón en un laboratorio de Portugal (en España la legislación no permite el uso autólogo y estas empresas operan siempre en el extranjero). Padredelacriatura me despertó de mi octava cabezadita en la sala de preparto henchido de orgullo.

—¿Sabes qué? Por 50 euros se podía hacer la versión «de luxe» del cordón y he decidido hacerlo. Para el nene lo mejor, ¿no te parece?

Yo asentí consciente de que se había hecho un lío y que estaba complemente imbuido del consumismo paternal. Pero lo veía tan entretenido y feliz haciendo aquellas gestiones que no tuve fuerzas para replicar. Unas semanas después descubrí lo que había ocurrido: 50 euros de la versión «de luxe» eran una especie de tasas, pero realmente lo que había solicitado es que guardaran también tejido del cordón, lo que supuso 500 euros más. No sé si en las clínicas tienen alguna estrategia comercial para padres nerviosos o si simplemente Padredelacriatura estaba demasiado atribulado para descifrar la información, pero el caso es que acabamos desembolsando 2.000 euros por atesorar unas ineficaces células madre que yacen congeladas en un laboratorio lusitano.

¡A PARIR!

Entre los chutes de epidural y las excursiones de Padredelacriatura, eché la mañana y la comadrona anunció que ya era el momento de acceder al quirófano. Ah, ¿entonces la cosa iba en serio? En cuestión

---

[64] «Donación Sangre de Cordón Umbilical», Organización Nacional de Trasplantes. Ministerio de Sanidad, Servicios Sociales e Igualdad, en: <http://www.ont.es/informacion/paginas/donaci%C3%B3nsangredecord%C3%B3numbilical.aspx>.

de minutos sería madre y no me sentía preparada. El parto me parecía un trámite y no me imponía demasiado —tal vez por las drogas que fluían por mi cuerpo o por mi inconsciencia endémica—, en cambio, lo de que me dieran a mi bebé... era harina de otro costal. Tenía muchas ganas de verlo, pero también mucha inseguridad. ¿Y si se me caía? Aquellos médicos no tenían ni la más remota idea de lo patosa que puedo llegar a ser. De hecho, he encontrado pocas personas capaces de calibrar con certeza mi grado de torpeza, pues la mayoría piensa erróneamente que tiendo a la exageración. Por suerte, una las personas que tenían dicha certeza era Padredelacriatura, y estaba cerca. ¿Podían darme una prórroga de nueve meses más, por favor? ¿Dónde estaba el formulario para solicitarla? Pero ya me habían trasladado a la sala de partos y aquello no tenía marcha atrás.

—¡Empuja! —coreaban, como se ve en las películas.

Mi pareja había aparecido a mi lado ataviado de verde estéril y a mí me entró la risa porque me parecía que le habían sacado de un *casting* de *Urgencias*.[65] Habíamos acordado que se quedaría a mi lado, pues me negaba a que viera mi entrepierna transformada en un mastodóntico agujero negro. Puede parecer paradójico que después de tantos años juntos yo aún tuviera reparos, pero con aquello de darle una utilidad reproductiva a mi anatomía sexual, me volví un poco mojigata y me entró la coquetería.

Hacía un cuarto de hora que había entrado el verano en aquel solsticio de verano de 2010 cuando mi vástago conoció el mundo que había más allá de mi placenta. Cuando me lo pusieron sobre mi cuerpo, fui diciéndole lo que se me pasaba por la cabeza:

—No te preocupes, te voy a cuidar siempre, esto va a ser muy divertido... —repetía, pues no tenía claro cómo se le habla a un bebé.

Pensaba en lo extraño que debía de ser para él. Hasta hacía poco era un pececito sumergido en mi oscura barriga, y ahora de repente se había visto abocado a un mundo lleno de estímulos. Debía de ser traumático y él no tenía forma de comunicarlo. Yo intentaba girar la cabeza para verle la cara, pero apenas podía. La comadrona se lo llevó

---

[65] Serie de televisión creada por Michael Crichton que se emitió desde 1994 hasta 2009.

para limpiarlo y le pedí a mi pareja que me enseñara la foto que nos había hecho. Era guapo para los parámetros de los bebés, y estoy convencida, como todas las progenitoras, de que no era pasión de madre. En general, los recién nacidos siempre me parecen como garbancitos, y hay muchos que no son muy agraciados, por más que sus autoras estén persuadidas de lo contrario. Pero ¿qué dictamina que un ente que hace nada ha dejado su condición de feto sea bello? Trasladar los cánones estéticos al mundo de los recién nacidos no deja de ser un reflejo de la banalidad de nuestra sociedad, banalidad en la que todos caemos. Tal vez porque tampoco puede decirse mucho más de un recién nacido. Uno de los amigos que nos aguardaba en la sala de espera, Chicosuperficial, me había confesado que no tenía ganas de coger en brazos a su sobrino recién nacido porque era muy feo. Es increíble que ya desde tan pequeños se nos apliquen parámetros de supuesta hermosura. Pero a la vez no podía dejar de sentir el anhelo de que mi vástago agradara, como una prolongación de lo que socialmente nos lleva a las mujeres a pretender gustar. Dicho esto, las endorfinas y oxitocinas que habían sobrevivido a la fumigación de la epidural me hacían ver a mi descendiente como al Brad Pitt de los acabados de nacer. Cuando ya estuvo en la habitación, Chicosuperficial dio su aprobación sosteniéndolo en brazos con avaricia. Miamigamaslista y Bro hicieron lo propio y estuvieron un rato conmigo. Mi madre no paraba de llorar y de decir que era bellísimo. Después nos dejaron a mí y a Padredelacriatura con el niño y entonces volví a sentir el terror que hasta ese momento había acallado: ya era madre y no tenía ni idea de qué debía hacer. Todo era perfecto, y en ese preciso momento me sentí más imperfecta que nunca.

Este capítulo ha sido revisado por:
Juan José Vidal, jefe de Ginecología de la Unidad de la Mujer de la Clínica Ruber Internacional.
Belén Santacruz, jefa del Servicio de Ginecología y Obstetricia del Hospital Universitario de Torrejón de Ardoz.
Máximo Vento, presidente de la Sociedad Española de Neonatología.

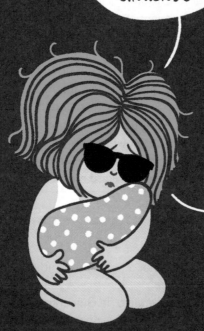

¿Y POR QUÉ DIANTRES NO ESTOY DANDO SALTOS DE ALEGRÍA?

La tristeza de la recién parida

Ahí estaba por fin mi vástago, un ente indefenso que apenas abría los ojos y que despertaba una ternura desbocada. Observaba atolondrada sus movimientos ralentizados, como quien se queda fascinado por la lentitud de una película iraní. El ritmo de mi vida se había roto de tal manera que parecía que nunca hubiera sido acelerado. ¿Cómo podía ser que el día anterior anduviera yo tan preocupada por concluir el montaje de un vídeo? En mi atribulada cabeza aquello había sucedido hacía eones y sin embargo el reloj me recordaba, impertinente, que apenas habían transcurrido unas horas. Era como si hubiera caído una bomba nuclear arrasando todo lo que conocía, incluso una parte de mí misma. Había algo asombroso y bello en aquella devastación, pero a la vez contenía un ingrediente inquietante y aterrador. No tenía ni la más remota idea de cómo moverme por aquel nuevo escenario. Era como si llevara puesto un equipo para explorar el Polo Norte y me hubieran teletransportado a la selva amazónica. Todas las herramientas que había construido para abrirme paso en la vida sufrieron al unísono un ataque de obsolescencia programada.

A ratos me sentía como la heroína que inicia la aventura, preclara y serena, dispuesta a explorar el nuevo mundo con su bebé en brazos. Pero, un instante después, podía experimentar una nostalgia lacerante y desear que todo volviera a ser como antes. Aquellas disquisiciones no tenían que ver con los sentimientos que despertaba mi hijo en mí. Eran realidades paralelas y a veces contrapuestas que me empeñaba, sin mucha fortuna, en hacer confluir. Y tampoco se correspondía con lo que ocurría fuera, justo a mi alrededor, donde reinaba una tentadora euforia por la que no conseguía dejarme arrastrar.

Vivía en tres líneas temporales que cohabitaban en el mismo espacio: yo conmigo misma y mis neuras, los sentimientos desconocidos e intensos que me despertaba mi hijo y lo que acontecía a mi alrededor. Y las tres eran tan opuestas y tan verdaderas que mi cabeza estaba a punto de estallar. Pero las testas nunca explotan, simplemente sus propietarias las rellenan de congoja.

LA ÚNICA QUE NO BAILA EN SU FIESTA

La ilusión que provoca la llegada de un bebé en amigos y familiares es genuina, altruista y vibrante. Recorre todos los rincones de la habitación en la que yaces y se convierte en un canto a la vida y la alegría. En ocasiones resulta tan extrema que llegas a temer que alguna enfermera traviesa le haya puesto LSD al ambientador. Y en otras, si no la compartes, si no alcanzas esas cotas de júbilo, resulta sofocante. Es como si todo el mundo se desternillara de un chiste que tú has explicado, pero que no entiendes. O como si fueras la única que no baila en la fiesta que has organizado. Yo intentaba contagiarme de aquel clima, orillar el agotamiento y las dudas y entonar esa oda a la vida. Pero desafinaba. Y mucho.

Había instantes en que estaba tan triste que parecía que en vez de darme a un niño me hubieran quitado un riñón. Durante mi estancia de dos días en la clínica (que me parecieron dos años), masticaba a todas horas una pegajosa sensación de irrealidad. ¿De verdad me había convertido en madre? Cuando abría los ojos, justo en ese momento en que los sueños se funden con la realidad, no sabía dónde estaba y se me había olvidado por completo que tenía un hijo. Y olvidarse de eso me preocupaba: no es como dejarse el móvil en casa. Despertar y no recordar que había tenido un bebé era desconcertante. Y lo peor era que cuando me daba cuenta de mi situación, en vez de experimentar dicha, me angustiaba.

La primera mañana, cuando abrí los ojos y me resitué patosamente en el mundo, encontré un ramo de flores en la mesilla de noche. Abrí la tarjeta que llevaba adjunta y leí: «Todos te dirán que un hijo te cambia la vida. Yo solo puedo decirte que es para mejor». Era de un amigo mío al que veía poco, pero que siempre aparecía en los momentos cruciales de mi vida. La noche anterior se había pasado por el hospital y, al ver que Padredelacriatura y yo dormíamos como dos morsas después de concluir un Ironman, me había dejado el ramo. «Yo solo puedo decirte que es para mejor», me repetía yo mentalmente. Sus palabras en el pasado siempre habían sido sabias, concisas y exentas de moralina. Él había sido padre hacía un año y yo entendía el mensaje cifrado que estaba enviándome. Tendría que aguantar un sinfín de comentarios sobre lo duro que iba a ser, sobre las cosas que iba a dejar en el camino, pero él me aconsejaba que esquivara los discursos tremendistas y que, de nuevo, como me había recomendado Miamigamaslista, hiciera un acto de fe. Me repetí aquella frase varias veces, igual que un mantra, antes de que las hordas de visitas invadieran la habitación, armadas hasta los dientes de una alegría desbordante que yo no lograba procesar.

TRISTEZA LÍQUIDA

Por mucho que me esforzaba en sentirme contenta como unas castañuelas, a mi ánimo no le daba la real gana de repiquetear. Y lo peor de todo: no podía disimular. Mientras hablaba y sonreía, mis ojos se inundaban de lágrimas. Hay infinidad de razones para llorar e incontables modos de hacerlo. Puedes llorar de rabia, con los ojos heridos y la boca contrita. O gimotear con todo el cuerpo, como una bailarina que danza en medio de un terremoto. O encorvar la espalda y hundir los hombros como una contorsionista y esconder el rostro en unas manos que te refugian. Incluso gimotear con mirada desafiante y palabras cargadas de ira. Yo creía conocer todas las formas en que se podía llorar, pero aquella no la había experimentado en los treinta y nueve años que llevaba en este mundo. No había llanto ni gimoteo, simplemente las lágrimas rodaban sin que hubiera forma humana de reprimirlas. No soy especialmente llorona e incluso, en algunas ocasiones en que no consideraba pertinente hacerlo, había encontrado fórmulas para cerrar el grifo acuoso. En otras, sin duda, no lo había logrado y me había dejado inundar por el hipeo catártico. Pero ese lloro silencioso era traicionero y aberrante. Al no venir con las convulsiones que por lo general lo acompañan, carecía de efecto liberador. Era más digno, pues no acalambraba el rostro, pero eso lo hacía menos empático, como menos humano. Estaba ahí solo para fastidiar, para impedirme encubrir que estaba hecha un lío y que no tenía ni la más remota idea de cómo iba a salir del trance de tener a un ser pegado a mí.

El primer acceso de aquel lloro no identificado me llegó en la situación más comprometida: con mi madre y mi suegra. Las dos, angustiadas, me preguntaron si me encontraba bien, y yo respondí que sí, que no sabía qué me pasaba, que me sentía triste. Y las pobres, angustiadas, argumentaban que debía ser feliz, que tenía un hijo sano y que era muy afortunada. Y esa obligatoriedad de sentirme dichosa sin poder lograrlo generaba aún más lágrimas. Vi la inquietud en sus miradas. ¿Cómo era posible que en un momento de tanta alegría a la aguafiestas de la madre estuviera dándole por deprimirse? Así que para no consternarlas les dije que seguramente se trataba de la emoción, y mi excusa pareció justo lo que anhelaban escuchar. Mientras mis lágrimas seguían su gira por mi rostro, ellas me relataban lo felices que habían sido después de alumbrar, con la bienintencionada —y fallida— intención de animarme. Y yo asentía sintiéndome un monstruo marciano. Creía ser la única mujer que no podía experimentar aquella transformadora ilusión por haberme convertido en madre. Más tarde, a solas, mi madre me confesó que le había ocurrido algo similar cuando yo nací. Y me sorprendió, puesto que, con lo mucho que a ella le gusta relatar todas las anécdotas de mi nacimiento y de mi infancia, nunca me había contado que se pasó días sin parar de llorar. La vergüenza también debió de reconcomerla entonces.

Cuando estaba con mi hijo y lo tenía sobre el pecho, sentía que todo iba bien, pero aquella sensación caducaba más rápido que un yogur de supermercado *low cost*. Padredelacriatura se daba cuenta que algo no iba bien e intentaba mejorar mi estado de ánimo. Aquella primera mañana estaba tan desesperado que juraría que se planteó contratar a un grupo de malabaristas para distraerme. Por suerte no hizo falta, pues vinieron a verme Chicazen y otras dos amigas que me resultan balsámicas. Al verlas en la puerta de la habitación, no tuve duda de que eran mis Tres Hadas Madrinas. Padredelacriatura desapareció, no sé si para concederme un momento de intimidad o para desconvocar a los malabaristas. Las Tres Hadas Madrinas babearon a conciencia viendo a mi pequeño y turnándose para tenerlo en brazos, mientras yo me dedicaba con gran eficiencia y profesionalidad a lo mío: empapar la almohada de lágrimas. Con ellas pude ser sincera, no tenía que aparentar.

—No sé qué me pasa. Me encanta estar con mi hijo, pero tengo una angustia en el pecho que no me deja respirar. Y me siento fatal por ello.

Las Tres Hadas Madrinas, que nunca juzgan, me invitaron a llorar ante ellas, a quejarme de lo que quisiera, a no tener que justificarme.

Ni siquiera les extrañó mi reacción, se dedicaron a acompañarme en aquel trance. Fue reparador. No me cosieron a preguntas, como hacía la mayoría de la gente, sino que suturaron mis heridas dotando a la escena de naturalidad. Una de ellas, que había sido madre de dos hijos y a la que llamaré Hada Madrina Titular, me dijo:

—Deja de sentirte mal por sentirte mal. Lo raro es lo que le ha pasado a tu cuerpo. Hace apenas unas horas tenías una barriga que habías construido durante nueve meses, y en apenas unos minutos, has dejado de tenerla y te han puesto un bebé en los brazos. ¿Cómo no quieres sentirte confusa? Tus hormonas están en una montaña rusa y tan pronto suben como bajan. Eso no puedes evitarlo, pero no te sientas mal por ello. Llora lo que te dé la gana y no te justifiques.

Deseé que no se fueran nunca, que aquel momento de paz que me habían procurado se alargara hasta que tuviera que volverme a casa o, incluso, hasta que mi hijo fuera a la universidad. Pero, claro, la gente tiene cosas que hacer y no es tan plasta como para permanecer dos días con una recién parida, su hijo y su parentela. Cuando me despedí de las Tres Hadas Madrinas pensé mucho en las palabras que había pronunciado mi amiga-oráculo. Así que no estaba enloqueciendo ni era una madre desnaturalizada, simplemente mis hormonas estaban de fiesta en el Dragon Khan. Pues espero que ellas estuvieran disfrutándolo a lo grande, porque lo que era yo estaba pasándolo de pena.

La ciencia avala las conjeturas del Hada Madrina Titular. De hecho, lo que yo tenía, en parte, era un «mono» de hormonas, era una yonkie que no encontraba un camello de guardia. «Aunque suene mal decirlo, es así: muchas madres, después del parto, experimentan una especie de síndrome de abstinencia. El cerebro reacciona de una forma muy similar a lo que ocurre con la privación de una droga. Durante el embarazo se producen muchas hormonas para que este llegue a buen término. Es habitual que, si la futura madre no tiene otros problemas, durante la gestación esté de mejor humor que habitualmente. Eso se debe a que los niveles de oxitocina y de dopamina aumentan y el cuerpo se acostumbra a ello. En el momento en el que el bebé nace, los niveles bajan, por lo que es habitual que muchas mujeres se sientan tristes», me explica David Bueno, profesor e investigador en genética y neurociencia de la Universidad de Barcelona.

Lo que me pasaba es que estaba pagando las consecuencias del chute que me había hecho flotar durante el embarazo. Tuve la suerte de contar con nueve meses de energía y buen humor en los que me vi capaz de hacer cualquier cosa... Había sido la indestructible Godzilla de la gestación y ahora tenía que devolver mi disfraz y ser la humana corriente y moliente de antaño. Y, por si fuera poco, debía aprender a cuidar de mi cría sin mis superpoderes.

A Profesorahiggins le ocurrió exactamente lo mismo que a mí con su segundo hijo. Un día, poco después del parto, me llamó muy alterada.

—Estoy volviéndome loca —me dijo apenas descolgué el teléfono.

—Eso no es posible, Profesorahiggins, para volverte loca tendrías que haber estado cuerda —bromeé, pero el chiste no le hizo la más mínima gracia.

—Estoy feliz con mi hijo y lo quiero mucho, pero no paro de llorar. Es como si las lágrimas se me escaparan de los ojos y no pudiera hacer nada por evitarlo. Todo el mundo me mira como su fuera una extraterrestre y no sé cómo explicar lo que me pasa.

Era la primera vez que alguien describía justo lo que me había sucedido a mí. Reproduje el discurso que me había dado mi Hada Madrina Titular e imaginé el efecto que habrían tenido mis palabras: pensaría que no era tan extraño, pero seguiría con esa pena escondida y con esas lágrimas chivatas. Al menos eso era lo que me había sucedido a mí. Pero lo que más la consoló fue saber que no era la única que había experimentado algo similar.

—¿De verdad se te caían los lagrimones sin llanto? —insistió.

—Sí, tal cual. Era rarísimo, me sentía idiota —le confesé.

—Igual que me pasa a mí. ¿Por qué nadie nos explica estas cosas? Tanta historia con lo que tienes que comer, con cómo colocar la teta, pero de esto nadie te dice ni mú —respondió indignada.

Profesorahiggins tenía razón: se habla poco de este sentimiento incómodo. Parece un problema de pobre niña rica, de millonaria que lo tiene todo y se lamenta porque se le ha roto una uña. Si tienes un hijo sano entre los brazos, ¿cómo es posible que no te sientas feliz?

La imperante imagen de la maternidad como ese gran regalo de la vida que completa la existencia de la mujer no deja lugar a fisuras. Las quejas te hacen parecer una desagradecida. Por eso muchas optan por decir que ven el traje del emperador. Este es un cuento en el que un sastre simula que teje un vestido para el mandatario que únicamente podrán ver quienes no sean estúpidos (en otras versiones se habla de los que no sean bastardos). La vestimenta no existe y el emperador pasea por las calles como su real madre lo trajo a este mundo sin que nadie parezca sorprenderse. Los súbditos prefieren fingir que lo ven vestido a correr el riesgo de que los declaren estúpidos o bastardos. Hasta que un niño exclama: «¡El emperador está desnudo!». Entonces, el pueblo se atreve a verbalizarlo y se funde en una risotada generalizada. De igual modo, durante mucho tiempo, parecía que solo las malas madres pudieran reconocer que el posparto les pesaba más que un dolor de muelas. Como acostumbra ocurrir en la maternidad, no se establece una diferenciación entre lo que tú sientes y lo que sientes hacia tu hijo. Estar desorientada y extraña no significa que no quieras al recién llegado o no vayas a cuidar de él. Pero ante la duda es mejor camuflar o reprimir cualquier incomodidad. «Las mujeres tienden a esconder sus sentimientos de depresión por vergüenza. Creen que las personas las verán como incapaces de ser buenas madres», explica Molly Meighan, profesora de la Escuela de Enfermería del Colegio Carson-Newman en Jefferson, Missouri (Estados Unidos) y autora de un extenso estudio sobre el tema.[66]

Y habrá madres que no experimenten esos sentimientos y que se lancen de cabeza grácilmente a la piscina de la maternidad, pero hay también muchas otras que entran en el agua soltando gratitos porque está muy fría.

SOBRE TRISTEZAS Y DEPRESIONES

Yo tenía la angustiosa sensación de que era la única mujer sobre la faz de la Tierra incapaz de fundirse con su cría para espantar sus pesares. Había oído hablar de la depresión posparto, pero creía que era algo, como el divorcio o el despido, que no me ocurriría a mí. Hasta que te

---

[66] Pablo Correa, «Depresión posparto masculina», *Quo. Edición mexicana*, Madrid, junio de 2011, p. 49.

sucede. Sin embargo, desconocía ese malestar difuso que muchas madres sienten y del que se empieza a hablar tímidamente.

«Hasta el 80 por ciento (según estudios) de las mujeres en el posparto experimentan una serie de cambios emocionales tales, como labilidad afectiva, paso de la euforia al llanto, irritabilidad, disforia, hipersensibilidad a la crítica, cierta angustia, tristeza..., que tienen su máxima expresión alrededor del tercer al quinto día y puede durar hasta 10 o 15 días», asegura un estudio sobre el tema.[67]

La cantidad de madres afectadas y cuánto dura este trastorno varían levemente dependiendo de los trabajos que se consulten. Resulta difícil tener constancia de lo que acontece en la cabeza de una madre, y tampoco debe de ser fácil que estas lleven un cronómetro para saber qué día han dejado de sentirse como un despojo.

Este proceso se llama *baby blues* o «tristeza del bebé». Con esta denominación se diferencia de la otra patología más severa que es la depresión posparto, que afecta, según el estudio que se consulte, de entre al 10 y 20 por ciento de las progenitoras recién estrenadas. En estos casos se requiere tratamiento médico. La «tristeza del bebé» es más leve y acaba remitiendo, eso sí, a base de que una se cuestione mucho a sí misma y rabie de lo lindo. Las razones no son exclusivamente hormonales. «Estas emociones van a estar condicionadas en buena medida por diversos factores, tanto biológicos como psicológicos y sociales, tales como personalidad previa, historia afectiva, presencia o ausencia de apoyos familiares y sociales, complicaciones médicas en el embarazo, tipo de parto, complicaciones obstétricas, factores socioeconómicos».[68]

Las hormonas influyen, pero no predeterminan. Tanto es así que esta desagradable dolencia no es solo coto privado de las progenitoras. Recientes estudios demuestran que los hombres, que por lo general no acostumbran a quedarse embarazados y por ende a experimentar pasodobles hormonales, también pueden sufrir la tristeza posparto. El cambio de vida, las preocupaciones económicas y la falta de sueño

---

[67] Ana González Uriarte, «Estados Emocionales en el postparto», *Medicina Naturista*, núm. 10, 2006.
[68] *Ibidem*.

suelen ser las principales razones para que el 10,3 por ciento de los padres también padezcan la «tristeza del bebé» en el primer año de vida de este.[69] Y si algunas mujeres no dicen ni mu por miedo a que las consideren unas madres calamitosas, sus parejas silencian su estado por orgullo, no vaya a ser que su hombría se resienta. «Los hombres tienen una inclinación especial a negar la depresión. Muchos tienden a verse a sí mismos como fuertes y capaces, así que esconden esos sentimientos», revela Meighan.[70] La solución equivocada es fingir que todo va sobre ruedas y que la procesión vaya por dentro, tanto para las madres como para los padres.

EL DÍA MÁS FELIZ DE MI VIDA

Cada vez que oigo esta expresión me entra urticaria. Las novias atestiguan que la boda fue el día más feliz de su vida. ¿Y qué pasa cuando una siente que no es así? Imaginemos que las familias estaban más enfrentadas que los Capuleto y los Montesco, que el típico tío borracho relató unas anécdotas de infancia bochornosas, que el vestido era más incómodo que una armadura, que el pastel sabía a orines con nata y que la barra libre costó el triple de lo presupuestado. Aun así, algo empuja a las novias a manifestar con orgullo que aquel día alcanzó revolucionarias cotas de felicidad. Confundimos el medio con el fin, que en este caso es construir una vida con alguien que te gusta más que el arroz con leche. Con el parto acontece lo mismo: te duele todo, no has dormido, no sabes cómo coger al bebé y tienes un malhumor que ríete tú del Pitufo Gruñón. Y por si fuera poco experimentas la presión de que ese, justo ese, debe ser el día más feliz de tu vida. Ser madre para mí ha sido una de las experiencias más divertidas de mi vida, pero el día del parto fue uno de los más aciagos que recuerdo.

El día siguiente tampoco hizo oposiciones para convertirse en el mejor de mi existencia. En la clínica donde me encontraba estaban de obras, y por la magnitud del ruido deberían estar construyendo una ré-

[69] Pablo Correa, «Depresión posparto masculina», art. cit.
[70] *Ibidem.*

plica de la Sagrada Familia. Invertí el odio que sentía hacia el mundo, que no era poco, en convencer al Departamento de Administración de que me cambiaran de habitación. En vano me dijeron que lo sentían mucho, pero que no había otro lugar donde reubicarme y que, de hecho, desde cualquier parte de la clínica seguiría oyendo el ruido de las obras. La situación era infernal. Cuando no estaba reprimiendo el llanto ante una visita, tenía un martillo pilón pegado a la oreja, y así no había forma de descansar ni de ponerme a buscar una brújula interior que me situara en el mundo. La segunda noche ya no aguanté más: necesitaba aire. Y me escapé. Padredelacriatura se quedó con el nene y yo, ataviada con un camisón y la pulsera del hospital, hui a toda prisa. Le dije que necesitaba dar una vuelta a la manzana, y al verme tan alterada no le sorprendió mi decisión ni que lo hiciera vestida así. Solo con montarme en el ascensor, sentí un subidón de libertad. Empecé a fantasear con desaparecer, con caminar y caminar hasta que nadie me encontrara, con abandonar a mi hijo y a Padredelacriatura. Podía llegar hasta el aeropuerto, coger un avión, esfumarme para siempre... Y el hecho de permitirme tener aquel pensamiento tan políticamente incorrecto, no deber fingir que «era el día más feliz de mi vida», me serenó. Me sirvió para saber que no huiría. De hecho, me sentía tan ridícula ataviada de aquella guisa, que no franqueé la puerta del hospital, me quedé en el patio, mirando un cigarrillo que le había hurtado a Padredelacriatura. «Fumar o no fumar», me repetía. Y lo tiré de repente, porque había cambiado tanto que no tenía ganas ni de echarle una calada. Y eso, en vez de enorgullecerme, me deprimió aún más. No me aguantaba a mí misma. Era la noche de Sant Joan, que en Barcelona se celebra a golpe de petardo, y el ruido era tan atronador que tenía que esforzarme para oír mis propios pensamientos. Además, en aquellos momentos, más que una voz interior, tenía un hilillo afónico que soltaba gallos. Las lágrimas rodaron mientras recordaba otras noches de Sant Joan en las que había salido, bailado, reído, y en las que nunca había imaginado que acabaría con un camisón y una pulsera de papel en el patio de un hospital fantaseando sobre fugas que no tenía valor para emprender. ¿Qué estarían haciendo mis amigos? ¿Dónde estaría yo al año siguiente? El presente era tan abrumador que no podía concebir que pudiera haber otras noches de Sant Joan en el futuro. Tenía la sensación de que algo se había acabado y de que me resistía a ad-

remolón, debe tener una finalidad. Debo aprovecharlo para llevar a cabo esto o lo otro que por lo general no puedo hacer. El tiempo deja de ser un espacio en el que «estar» y se convierte en la morada del «hacer».

Envidio secretamente a las amigas o los amigos que no han tenido hijos, que pueden seguir simplemente «estando» en sus días. Y lo más paradójico es que en algunos casos he sentido que ellos también me envidiaban a mí, que había momentos en los que ese «estar» les pesaba tanto como a mí el «hacer». Y cuando hemos hablado del hastío o la falta de objetivos vitales me han desterrado de su grupo a la voz de: «Es que tú no puedes entenderlo porque tienes un hijo». Y mis interlocutores no se lamentaban de no haber procreado, simplemente marcaban la frontera entre la percepción del tiempo entre padres y no padres. Porque «estar» tampoco es fácil y, en definitiva, nunca llueve a gusto de todos.

Con los años, me he acostumbrado a que mi tiempo no sea mío, lo he integrado e incluso le he visto la parte positiva, pues me permite gestionar mi vida de forma más eficiente. Ha sido un proceso de aprendizaje arduo. Cuando nació mi hijo, sentí que me había expropiado de mi tiempo. Un bebé es un glotón tragahoras en que no ocurre casi nada, pero en las que no hay margen para la identidad propia. No vienen con un botón de *stand by* que te permita ponerlo en pausa y darte un respiro. Y aunque eso fuera posible —ocurre, por ejemplo, cuando duerme—, el tiempo ha dejado de ser una unidad para convertirse en un intervalo. Esa es una de las cosas a las que más me costó acostumbrarme en sus primeros meses de vida, y fui consciente de ello en cuanto atravesé el umbral de mi piso.

DE VUELTA A CASA

La clínica donde estuve no era precisamente un lugar de esos que se consideran acogedores y a los que te gustaría volver de vacaciones. En TripAdvisor no hubiera conseguido ni un par de compasivas estrellas. Tenía esas camillas carnívoras para parturientas de las que ya he hablado, esas comadronas batiéndose en duelo por los pasillos y un repertorio musical de martillos pilones para amenizar la estancia.

Cualquiera en su sano juicio hubiera deseado huir lo antes posible. Pero yo no debía ser, en esos momentos, alguien en su sano juicio, pues habría permanecido en aquel lugar una semana más. De hecho, llegué a fantasear con quedarme a vivir para siempre jamás. Poniendo un par de cuadros para personalizar la habitación y cambiando el color de las paredes, podría haberse conseguido un lugar bastante agradable donde morar. La razón por la que no quería irme era que mi cría y yo estábamos seguros, rodeados de batas blancas y de personas responsables que sabían lo que hay que hacer con un recién nacido. Lo confieso: la idea de regresar a casa me aterraba. ¿Qué haríamos Padredelacriatura y yo si surgía cualquier complicación insignificante? Tardé horas en recoger los escasos enseres que me había llevado, retrasando el momento de enfrentarme a la maternidad sin red. Cuando por fin salí de la clínica, veía peligros por todas partes. Los coches me parecían hostiles, los árboles amenazadores, los adoquines taimados... Me había convertido en una auténtica paranoica. Sostenía a mi hijo en brazos convencida de que estaba atravesando una jungla para llegar a casa. Y una vez allí me puse a desinfectar el suelo, a ver si resultaba que mi bebé era el único que gateaba con tres días y contraía una terrible enfermedad.

Quería protegerlo, cuidarlo, estimularlo, quería y quería, y no sabía. ¿Qué se hace con un bebé? Pues poca cosa, además de alimentarlo, abrazarlo y cambiarle los pañales. ¿Seguro que no me estaba dejando algo importante? Por lo visto no, ser madre era eso y, por supuesto, parecer feliz. Y ahí cateaba. Los días seguían transcurriendo al ritmo de una película iraní y la pena y la inquietud iban consumiéndome sin estridencias, pero sin pausa. Me dolía todo del parto, me sentía hinchada y cualquier nimiedad me costaba más que escalar el Everest.

Cuando llevaba un par de días en casa, decidí que ya no podía más de tanta apatía y me fui a pasear con mi hijo. Lo acomodé en el carrito, pero como era tan pequeño, apenas se le veía. Bajé a la calle con una sensación extraña: arrastrar aquel carro me convertía en una madre, me introducía en el papel, el tacto del asidor era algo físico y tangible que me devolvía a la realidad. Estaba experimentando aquella curiosa sensación cuando un mocoso de unos doce años gritó, aún no entiendo por qué:

—¡Esa señora lleva un muñeco en el carrito!

Yo estaba paseando por una avenida muy concurrida y noté todas las miradas clavadas en mí. Ansiaba estrangular lenta y dolorosamente a aquel gamberro que se desternillaba de risa con sus amigos. Solo tenía dos salidas: seguir caminando digna, sembrando la duda de si era una estrafalaria que deambulaba con muñecos, o sacar a mi hijo del carro, enseñarlo a los viandantes y demostrar que había perdido la razón por el comentario de un chiquillo. Y quedaba otra alternativa, que es la que adopté: volver a casa y llorar a borbotones. Cuando Padredelacriatura me vio llegar hecha un mar de lágrimas y le expliqué mi historia, me dijo:

—Ya es mala suerte... Pero ¿por qué habrá hecho un comentario así?

—Pues porque nadie se cree que sea una madre. No debo comportarme como el resto o debo estar haciendo algo mal.

—No saques las cosas de quicio. Solo era un niño haciendo una gamberrada.

Sí, era un crío diciendo tonterías, pero yo era una adulta sollozando por la travesura de un chiquillo, lo cual no hablaba muy bien de mi madurez. Estaba demasiado sensible y no era capaz de poner las cosas en su lugar. Me sentía una impostora: sí, era madre porque había parido, pero no sabía comportarme como tal. Mi hijo había llegado sin un manual de instrucciones. Me identificaba con el *Gran héroe americano* (Stephen G. Canell, 1981), serie ochentena que trata de un profesor que recibe un traje de superhéroe con poderes que debe emplear para combatir el crimen. El problema es que pierde el manual de uso del traje y va aprendiendo a utilizarlo en divertidas situaciones de ensayo-error. Yo me había enfundado en mi traje de madre, pero no tenía ni idea de cómo se utilizaba. Había extraviado el manual y no era nada cómico.

LA TRAMPA DEL INSTINTO

Si las aspirantes a progenitoras no venimos al mundo con un manual es porque se supone que está registrado en nuestro cerebro. Tenemos «instinto maternal». O «tienen», porque el mío parecía estar disfrutando de unas vacaciones de órdago en Isla Mauricio. Al instinto maternal se le atribuyen virtudes que se me antojan míticas. Gracias a él sabes lo que tienes que hacer en todo momento, te entregas a tu papel de madre olvidando tu anterior vida, eres dichosa desempeñando la función para la que fuiste concebida, antepones el bienestar de tu criatura a todo... Y si no te sientes así es que vas contra tu naturaleza, te conviertes en una extraña excepción que repta en los aledaños de la maternidad.

Existe un acalorado debate sobre si existe o no tal instinto, y en mi modesta opinión sí existe; como las meigas, haberlas haylas, pero no es lo que nos han intentado vender. Se ha sobrevalorado en un intento de constreñir la personalidad femenina en la maternal. Una parte por el todo. Y casualmente una parte bastante controlable, en que la mujer, desempeñando los supuestos designios de la naturaleza, prioriza un papel en el ámbito privado, bien lejos del público.

Una de las autoras que más ha profundizado en esta cuestión es la filósofa feminista Élisabeth Badinter, que le dedicó a la cuestión un libro entero.[71] En él aporta una larga y espeluznante historia de abandonos e infanticidios que durante siglos no fueron la excepción, sino la norma. Su tesis es que si el instinto maternal es inherente a la mujer, ¿cómo era posible que tantas lo desoyeran? Sin embargo, también matiza que muchas de esas madres no se desprendían de sus hijos sin más, pues los depositaban en la inclusa, por ejemplo, con una nota, lo que significaba que el abandono no estaba exento de preocupación. Argumenta que el desapego de aquellas que enviaban a sus hijos a vivir con nodrizas y a los que no conocían hasta que tenían tres o cuatro años también se debía a la mortalidad infantil. Preferían no invertir sus cuidados, acaso su cariño, en una empresa que podía resultar fallida y provocar sufrimiento.

Esta intelectual francesa asegura que el instinto maternal fue un concepto que se fomentó a partir del siglo XVIII. El Estado descubrió que la densidad demográfica era un modo de riqueza y, para que las mujeres la garantizaran, se le dio valor al papel de la madre, se le dotó de un reconocimiento social del que hasta ese momento carecía. Pro-

[71] Élisabeth Badinter, *¿Existe el amor maternal? Historia del amor maternal. Siglos XVII al XX*, Paidós, Barcelona, 1991.

liferaron imágenes de procreadoras entregadas que se convirtieron en el canon y dejaron en la cuneta a aquellas que no se sentían tan identificadas con aquel papel de madre amantísima.

La manipulación de este instinto lleva a unos a sobrevalorarlo y a otros a negarlo. Y en estos casos siempre es mejor acercarnos a la ciencia, a ver qué tiene que decir al respecto. «El instinto maternal existe y es biológico. Cuando el bebé atraviesa el canal del parto, se envía una señal al cerebro de la madre que activa tal instinto. Si el bebé nace por cesárea, esa orden llega a través del contacto piel con piel de la madre con el niño y tarda un poco más», explica David Bueno.

La función evolutiva de ese instinto es garantizar la continuidad de la especie, como curiosamente también lo es el instinto infanticida, según señala Bueno. Este instinto aniquilador conduce a los progenitores a elegir entre las crías que pueden sobrevivir y descartar —y finiquitar— al resto con miras a la subsistencia.

El instinto maternal tiene una función y unas premisas claras que enumera Bueno: «Es un instinto de protección, de alimentación y de sociabilización. Este último consiste, básicamente, en jugar con el bebé. Eso lo tienen todos los mamíferos. Las ratas, por ejemplo, se pasan el día jugando con sus crías».

Durante siglos, el cuidado de los hijos ha recaído siempre en las madres debido a ese «instinto». Ellas no eran solo las responsables, sino también las culpables si al hijo le pasaba algo o acababa siendo un bala perdida. Una de las revelaciones que me hace el profesor David Bueno es que no es un instinto en exclusiva femenino. «También existe el instinto paternal, que se activa con el contacto piel con piel con el bebé. Lo que pasa es que hasta hace poco ese instinto ha sido socialmente infravalorado, y en cambio el de la madre ha sido magnificado», concluye.

Aunque este libro trate básicamente de las madres y de la forma en que se enfrentan a su imagen como tales, no quiero pasar por alto que también existe una reconstrucción del papel paternal, tal vez más abrupto que el nuestro. Los valores que se le atribuían hace una generación a los progenitores tenía que ver en muchos casos con la rigidez y con una hombría que se veía cuestionada por los sentimientos. Romper esa frontera no les resulta fácil a quienes lo intentan, que cada vez son más. Y profundizar en este tema se me hace difícil, pues en comparación con las mujeres, y sin querer ponerme victimista, existe una percepción social que imposible de soslayar: ellos pueden elegir. Tengo dos amigos que me confesaron que no cambiaban los pañales de su hijo porque el olor les producía arcadas. ¿Y qué ocurriría si a sus mujeres les ocurriera lo mismo? Pues que no pueden escoger. Esa es la diferencia fundamental. Y también que cuando un padre decide serlo igualitariamente obtiene unas ovaciones que una fémina jamás tendrá. Recuerdo que en aquella oscura época después del parto vinieron a casa las primas de Padredelacriatura. Mi hijo tuvo a bien recibirlas con una olorosa deposición. Padredelacriatura procedió al cambio de pañal ante la admirada mirada de sus primas.

—Mira, le cambia el pañal él. Es que es muy buen padre... —dijeron. Y después, mirándome, añadieron—: Tienes mucha suerte de que te ayude tanto.

El contenido de su discurso era desolador, por muy bienintencionado que fuera: él «me ayudaba», porque aquello era obligación mía. Estaba haciéndome un favor. Yo, en los dos años en que cambié los pañales a mi hijo, nunca oí «qué buena madre es, no deja que su hijo se entierre en sus propias defecaciones». Con sus inocentes comentarios, las primas de Padredelacriatura no estaban solo sobrevalorando mi instinto maternal, sino que también estaban castrando el de su primo.

PROTEGER, ALIMENTAR, JUGAR... TAL VEZ HUIR

Desde el punto de vista biológico, mi instinto estaba cumpliendo competentemente su función: yo protegía, alimentaba y jugaba con mi cría. Y, sin embargo, había momentos en que esa hipoteca de mi tiempo de la que hablaba antes me pesaba demasiado. Quería huir, arañar una pequeña parcela de tiempo propio, y no sabía cómo, pues la infraestructura familiar que tenía era difícil, y tampoco había tantas cosas importantes en aquel momento que justificaran mi ausencia. Porque esa es otra de las presiones a las que te enfrentas: de algún modo debes excusarte por no pasarte todo el día pegada a tu hijo. Tiene que haber algo realmente importante que justifique que no lo hagas.

Un día me enteré de que en mi barrio impartían unos cursos de posparto y decidí que sería una buena forma de sociabilizar con otras madres. Como me ocurrió con el curso de preparto, mi cabeza ideó una película que nada tenía que ver con la realidad ni con la lógica, reconozcámoslo. Me imaginé que era un espacio para que las madres hablaran, compartieran sus experiencias y estuvieran un rato tranquilas. Y pensé que nada mejor para hacerlo relajadamente que ir sin el bebé. Así que monté un encaje de bolillos de horarios con mi madre y Padredelacriatura para escaparme una horita y pico sin mi descendiente. Salir a la calle sola de nuevo me animó y disipó por un instante algunos de los fantasmas que me asediaban. Pero una convención entera de dichos fantasmas me aguardaba, con los colmillos afilados, a la entrada de la sala donde se impartía el curso posparto. El resto de madres había acudido con sus bebés y yo era la única que se circulaba por la sala con las manos en los bolsillos. Me sentí como el protagonista de *El club de la lucha* (David Fincher, 1999), que se inventa que padece enfermedades terminales para echar las noches acudiendo a grupos de apoyo. ¿Y si se creían que realmente no era madre y me había apuntado al curso para pasar el rato? Tras el incidente del niño que me había gritado que llevaba un muñeco en el carro, solo me faltaba aquello para darle la razón. Estuve a punto de soltar un chascarrillo y fingir que me lo había olvidado en algún lugar, pero pensé que tal vez mi sentido del humor no sería acogido en aquellos lares.

Me sentía terriblemente estúpida por no haber supuesto que a una reunión posparto para madres se acudía con el fruto del posparto, óséase, el hijo. Pero por otra parte no quería volver a casa. Me había costado mucho sustraer aquella hora y media a la maternidad y me negaba a renunciar a ella. Lo más normal hubiera sido que asumiera mi error, me escapara con algún pretexto —como que mi hijo imaginario me necesitaba— y fuera a pasear. Pero en ese momento no se me ocurrió esta alternativa y decidí quedarme y seguir enlodando mi imagen maternal hasta límites insospechados. Una de las madres, imagino que turbada por mi presencia sin descendiente, me propuso:

—¿Por qué no vas a buscarlo y vuelves?

Y yo, sin pensar y con la diplomacia de un elefante en una cacharrería, respondí:

—¡Uy, no! Con lo que me ha costado poder salir sin él.

No puedo describir las miradas que me dirigieron el resto de progenitoras. Más que de reprobación, traslucían la extrañeza que produce la suspensión del orden lógico de las cosas. Si se hubiera personado en la reunión un mono vestido con un frac, le hubieran escrutado de idéntico modo. Y no tenía excusa: me había ganado aquellas miradas a pulso. La reunión versó sobre los problemas que tenían y sobre un tema que parecía preocupar a todas: no sabían qué hacer cuando tuvieran que reincorporarse a sus trabajos. La idea de separarse de sus crías se cernía sobre sus vidas como una amenaza aterradora. Y yo, en cambio, me había presentado ahí sin la mía. No había duda de que no encajaba en aquel lugar. Aproveché una pausa del curso para volver a casa, prometiéndome que regresaría de nuevo, esta vez con mi hijo, y restituiría en la medida de mis posibilidades mi malograda reputación materna.

Por el camino de regreso ya no sabía si llorar por mi incapacidad para entender el mundo de las madres o reír por mi metedura de pata. Con el tiempo, lo que me pasó se ha convertido en una de las anécdotas que más gracia hace a mis amigas. «Va, cuenta la vez que te fuiste a una reunión posparto sin tu hijo», me animan cuando estamos con alguien que no conoce la historia. Para ellas es un epítome de mi carácter despistado y de mi ligereza vital. En verdad no era más que un patoso intento desesperado por huir, aunque fuera un ratito, de mi papel de madre, que estaba volviéndoseme muy farragoso.

Esa imagen que nos ha vendido el sobrevalorado instinto maternal te hace pensar que tu felicidad tiene que estar ahí, al lado de tu bebé. Y para algunas será así, pero hay disidentes. Una de ellas es Lalibre, una amiga que pese, al pseudónimo que le ha caído en gracia, tiene una vida de lo más convencional: casa adosada con garaje, marido bien situado, dos perros y un apartamento en la playa. Parece salida de una *sitcom* norteamericana y, sin embargo, siempre ha hecho lo que le ha venido en gana sin plantearse más. «Solo hay una vida y no puedes pasártela haciendo lo que te imponen los demás. Mientras no hagas nada que dañe a alguien, pues que te dejen en paz. A mí me importa poco lo que pienses de mí», suele espetar. A Lalibre le costó mucho ser madre: varios abortos y un embarazo en que prácticamente no pudo levantarse de la cama. Cuando por fin nació su hija, por la que tanto había luchado y que tanta felicidad esperaba que le procurara, se deprimió. «Me pasaba el día llorando, sentía que la niña me agobiaba y estaba a punto de cogerle manía», me confesó.

Envidiaba a sus alegres amigas sin cargas familiares, con un periplo vital exento de pañales. Y un día una de ellas le contó que se iba a ir de vacaciones una semana a Santo Domingo. «Me di cuenta de que aquello era lo que quería y lo que necesitaba hacer. Y le dije que me apuntaba al viaje. La niña tenía dos semanas y no la amamantaba. La dejé con mi marido y con mi suegra. Él había visto lo mal que estaba y me apoyó, pero el resto de gente me criticó. Me dio igual. Me pasé una semana riendo, bailando y tomando el sol. Cuando volví, era otra persona. Creo que hacer aquello, que a todo el mundo le pareció tan egoísta, fue mi camino para convertirme en mejor madre. Y si tengo otro hijo y vuelvo a deprimirme, haré exactamente lo mismo», mantiene altiva.

Yo también hui, pero bastante tiempo después. Y siempre que lo explico tiendo a justificarme. Así que seguiré con la tónica, que consiste en empezar alegando lo importante que era para mí emprender ese viaje. Llevaba diez años intentando realizar un documental en Madagascar y, siempre que el proyecto estaba a punto de ver la luz, ocurría algo que lo impedía. Quería explicar la historia de un orfanato del que me había hablado un amigo hacía muchos años. Hay historias que no sabes muy bien por qué te llaman, que te obligan a perseguirlas y surgen de nuevo en tu camino cuando las habías enterrado. Yo había tenido un largo romance con aquella y, justo cuando empecé a trabajar con mi amigo el Mejorfotografodelmundo, descubrí que él también. Los dos nos quedamos fascinados por coincidir en la misma obsesión y decidimos hacerla realidad. Él tenía contactos en una oenegé que trabajaba allí, y juntos, antes de que me quedara encinta, elaboramos un proyecto. Cada vez que parecía que estábamos cerca de conseguirlo, pasaba algo que hacía que se nos escapara de las manos, pero después, de manera casual, la posibilidad de realizar aquel trabajo resucitaba.

Cuando estaba embarazada de cinco meses y medio, nos comunicaron que habíamos logrado la financiación para el viaje. Estuve a punto de coger el avión en aquel preciso momento, pues como estaba en modo Godzilla me atrevía con todo. Padredelacriatura me hizo reflexionar. ¿Y si me pasaba cualquier cosa? ¿Y si por cualquier razón no podía volar de vuelta a casa antes del parto? Acordamos que me quedaría quietecita y que cuando destetara al nene viajaría a Madagascar. El Mejorfotografodelmundo y la oenegé para la que trabajábamos entendieron mi decisión y acordaron esperarme.

En los primeros meses tras el parto no pensé más en aquello, casi se me olvidó. Bastante ocupada andaba yo con deprimirme e ir a reuniones posparto olvidándome a mi hijo. Seguía con la moral por los suelos, pero ya no era un estado tan oscuro como el de los primeros días. Me había habituado a vivir con una duda endémica y con una tristeza difusa. Sin embargo, cuando me llamaron para concretar las fechas del proyecto, la perspectiva del viaje me cambió el ánimo y me esperanzó. Estaba dividida entre la pena de dejar a mi hijo y la ilusión de volver a ser un ente independiente de él. El tema económico no era decisivo ni me servía de excusa: iba a cobrar muy poco. Mi decisión era más semejante a la de Lalibre. Ella quería bailar en Santo Domingo porque se sentía bien así, y yo quería hacer aquel documental porque me apasionaba. Así que acepté.

Recibí muchas críticas por hacer aquel viaje, pero también el apoyo de mis amigos. «Hazlo ahora, él apenas se enterará», me animó Bro. «Llevas mucho tiempo queriendo hacer este proyecto, te arrepentirás si renuncias ahora», analizó Miamigamaslista. «¿Estás segura? Mira que como lo eches en falta lo pasarás fatal», me advirtió Profesorahiggins.

El día antes de subirme al avión miraba fijamente a mi hijo, como si quisiera aspirarlo a través de los ojos y llevármelo conmigo. También observaba los billetes del vuelo y se me escapaba una media sonrisa imaginando las aventuras que me aguardaban. Ahora, con el tiempo, estoy convencida de que tomé la decisión correcta. En cierta forma, como decía Lalibre, la experiencia me hizo mejor madre, o al menos una más contenta.

Fue el último documental que realicé, mi despedida de lo que durante mucho tiempo anhelé que fuera mi trabajo. Resultó agotador, pues, como quería separarme el mínimo tiempo de mi hijo, estuve pocos días y apenas pude conocer el país. Me pasaba el día rodando en el orfanato que la oenegé Yamuna tenía cerca de la capital. Convivir con aquellos niños y con algunas madres y descubrir una forma completamente diferente de criar a los pequeños me ayudó a definir mi papel de madre. La distancia curó los últimos coletazos de la tristeza que me había acompañado tras el nacimiento. Por las noches, el Mejorfotografodelmundo del mundo y yo revisábamos el trabajo, charlábamos y reíamos, y había momentos en que me olvidaba de que era madre, y otros en que la imagen de mi niño me venía a la cabeza y bajaba hasta provocarme una punzada en el pecho. Esa ambivalencia entre sentirme contenta por estar sin mi hijo y echarlo de menos resultó sanadora.

Como recuerdo del viaje compré un baobab gigante de mimbre para la habitación de mi niño. Algunas noches, antes de dormir, mi hijo me pide: «Vuelve a contarme la historia de la mamá aventurera y del baobab». Y yo le explico cómo vivían aquellos niños y cómo me pedían que les enseñara fotos de él. Mi vástago sonríe ajeno a lo que significó aquella huida para mí.

Aquel viaje supuso el punto de inflexión que me permitió afrontar mi maternidad desde el optimismo, en vez de desde la tristeza y la obligación. Quizá ni siquiera fue el viaje, tal vez mis hormonas y mi vida se habían recolocado por fin en su lugar. No es necesario cruzar un océano para resituarse, para descubrir que, por muchos discursos de maternidad abnegadas que escuches, en algunas de nosotras la madre no puede aplastar a la mujer. Y que no pasa nada por decirlo. Incluso sienta bien.

Este capítulo ha sido revisado por:
David Bueno, profesor e investigador en genética y neurociencia de la Universidad de Barcelona.

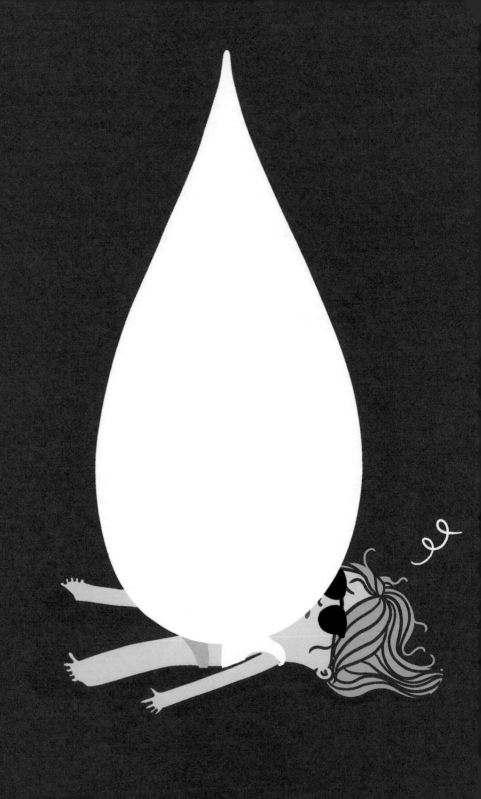

NI UNA GOTA DE CULPA

Una madre es más que un par de pechos

Tenemos los senos abultados para que los hombres se queden a nuestro lado. No, no me he vuelto loca. Tampoco pretendo que este libro sea mi pasaporte directo para un cargo de asesora de Donald Trump o de cualquier otro machista recalcitrante. Ni siquiera es una afirmación de mi propia cosecha, sino que se la he robado a la paleontología. Y todo tiene una explicación. Nuestras primas lejanas, las primates, únicamente tienen los pechos hinchados durante la lactancia, que es cuando no pueden mantener relaciones sexuales. Es una señal para que los chicos peludos no se acerquen a ellas, y, cuando están listas para copular de nuevo, se vuelven planas como una tabla de surf. En cambio, las humanas necesitábamos que los hombres se quedaran a nuestro lado para compartir la crianza de los recién nacidos, que no son tan independientes al aterrizar en este mundo como los chimpancés. Así que, según algunos paleontólogos, la selección natural favoreció a las que, por alguna mutación genética, no iban cambiando de talla de sujetador y esgrimían delantera henchida a tiempo completo. De este modo no había forma de que el macho supiera si estaba lista para el revolcón o no, y debía permanecer a su lado a la espera del momento idóneo. Y, ya que estaba ahí, compartía el cuidado de la cría. A la sazón, según algunas de estas hipótesis, las humanas no tenemos estro, es decir, celo, por lo que podemos mantener relaciones sexuales más allá del período reproductivo. Esa es la razón por la que somos monógamos.[72] O lo intentamos. Y por la que los senos hinchados, que en el resto del reino animal son poco menos que sinónimo de frigidez, han devenido en nuestra especie un reclamo erótico.

Nos dedicamos a observarlos, analizarlos, catalogarlos. Pequeños, grandes, caídos, arrogantes, precoces, tardíos, tímidos, descarados, operados, naturales, turgentes, fláccidos... Y ellos aguantaban estoicamente estos juicios a la espera de desempeñar su función fisiológica: el amamantamiento. Parecía que en ese momento, por fin, su forma carecería de importancia, serían aceptados de manera incondicional y por unos meses no se hablaría de ellos. Pero no ha acabado siendo así. De hecho, la polémica que los rodea se recrudece cuando se vuelven líquidos. Y una vez más sirve para demostrar que no hay

[72] José Luis Arsuaga, *El primer viaje de nuestra vida, op. cit.*, pp. 53-56.

forma de hacerlo bien en la maternidad: si no se da pecho o se hace por poco tiempo, te cuelgan el sambenito de ser una madre egoísta. Si se alarga la lactancia, también llueven las críticas por todos los flancos.

Yo no estoy por la labor de erigirme en árbitro ni aún menos de entrar en la confrontación. Por ello, en este capítulo explicaré lo que ocurre cuando una mujer enfunda el pecho, y en el siguiente hablaré de lo que sucede cuando lo desenvaina prolongadamente.

Documentándome para ambos capítulos he encontrado un sinfín de testimonios resentidos de madres que explican la presión social a que fueron sometidas por decantarse por una u otra opción. De hecho, hay progenitoras que con sus diferentes descendientes militaron en sendos frentes e intentan dilucidar en cuál fueron más continuos los bombardeos. Tampoco voy a entrar en esta cuestión, pues no tengo la más mínima intención de llegar a la conclusión de quién lo pasa peor o es más víctima de la presión social, porque el objetivo justamente debería ser dejar de serlo. Todas. No solo las que pertenecen a un grupo o al otro.

¿LE DARÁS EL PECHO O NO?

En el *ranking* de preguntas que suelen plantearte al contemplar tu incipiente panza, esta ocupa la segunda posición, solo por debajo de si es niño o niña. Pero que nadie se lleve a engaño: no es una pregunta. Lo parece, pero no. Al interlocutor le importa un comino la respuesta. Es un pretexto para contar qué es lo que hizo esa persona, cómo le fue, lo que opina al respecto y, por tanto, lo que debería hacerse. De nuevo, las órdenes aparecen camufladas de bienintencionados consejos.

Tras la interrogación y la breve respuesta, la progenitora deberá escuchar historias para no dormir. Pueden versar sobre pechos doloridos, agrietados y sangrantes. O también sobre las terribles secuelas que tiene para el bebé privarle de la leche materna. Y cuando los relatos no rozan lo gore, generan esperanzas sobre lactancias placenteras, casi místicas, que si después no se producen conducen a la frustración. No hace falta ni siquiera que quien cuente la historia sea una madre: tal vez se trate de una que rememora la vivencia de la vecina del quinto o un hombre que describa de forma pormenorizada lo que se experimenta en los pezones tras amamantar. Todo el mundo parece saber del tema y haberse autoimpuesto la misión de evangelizar a la novata. Y de nada sirve. Una mujer no sabrá lo que experimentará hasta que sienta a su hijo succionar su pecho, a no ser que sea vidente, en cuyo caso estas recomendaciones le importarán más bien poco. Y varía tanto que la misma madre puede vivirlo de forma diferente con dos hijos.

Yo había oído todo tipo de opiniones y pensé que ninguna podría ya sorprenderme. Pero había menospreciado la capacidad que tiene el ser humano de asombrar. Cuando mi hijo ya tenía cuatro años y el mundo de los pañales pertenecía en mi mente a una galaxia muy lejana, solía quedar con mis amigos para tomar algo y charlar. Uno de ellos anunció que iba a ser padre, y otro, que no lo había sido, le lanzó la pregunta: «¿Le dará tu mujer el pecho o no?». El progenitor en ciernes respondió que aún no lo sabían. La situación fue repitiéndose en los sucesivos encuentros: el no padre le planteaba la pregunta con insistencia al futuro padre. Y a mí me intrigaba la razón por la que aquel tema le interesaba tanto: ¿sería un defensor a ultranza de la lactancia materna? Tal vez había comprado acciones de alguna empresa de leche artificial y no nos lo había contado... Tras tanto preguntar, al final obtuvo la respuesta: la pareja de mi amigo iba a amamantar a su hija. El no padre se puso loco de alegría: «¡Bien, bien, bien!», exclamaba con un júbilo desmesurado. ¿Se alegraba por los beneficios que tendría la lactancia materna para el bebé de su amigo? Pronto me di cuenta de lo ingenua que había sido.

—Así no tendrás que darle biberones por la noche y podrás seguir saliendo con nosotros —soltó ciego de júbilo.

Le dirigí una mirada asesina y un par de comentarios afilados que no disminuyeron su euforia.

Razones para aconsejar hacer una u otra cosa hay muchas, interesadas o altruistas, pero la cuestión no es esa. Aunque la embarazada y su pareja no han pedido ningún consejo, están nadando, y a veces ahogándose, entre ellos. Además, todo es por tu bien, para ayudarte y una se siente una mocosa de diez años a la que le tienen que decir lo que debe hacer. Paradójicamente, cuando estás a punto de ser madre es cuando más te tratan como si fueras una hija. Con la diferencia de que no solo debes acatar los consejos de dos personas que velan por tu bienestar, sino de cualquier mentecato que repare en tu barriga.

La mayoría de las madres responden que sí a la pregunta y lo intentan, con esa carga de consejos sobre las espaldas y con sus propias expectativas: «Será increíble», «Será doloroso», «Lo alargaré todo lo que pueda», «Si no funciona, lo dejaré». Los «y si me duele», «y si pasa hambre», «y si soy la única que no sabe hacerlo», «y si...» les envuelven en un remolino cada vez que acercan la teta a la boca de su hijo. Pero aun así lo prueban, pues los estudios científicos demuestran que es lo mejor para el recién nacido y eso es incontestable. Las encuestas apuntan que únicamente el 11,3 por ciento decide no amamantar a su hijo desde el principio.[73] Las razones principales son haber tenido problemas con una lactancia anterior, enfermedades incompatibles o dolencias en los pechos.

TETAS A LA FUGA

Tenía una compañera de trabajo, a la que llamaremos Dulcinea por su amable carácter, que formó parte de ese 11,3 por ciento. Desde que se quedó encinta anticipó que no se sentiría cómoda con la lactancia. La idea de pasear dos pechos chorreantes la incomodaba mucho. Se informó de las alternativas que había y aplazó la decisión hasta que llegara su criatura. En el parto tuvo muchas complicaciones y acabó con una cesárea que la dejó exhausta. Entonces lo vio más claro que nunca: no quería amamantar y pidió la pastilla para que le retiraran la leche. Como esa posibilidad siempre había estado rondado por su mente, ya lo había hablado con su médico y había valorado los pros y los contras. Cuando manifestó en firme su decisión, dos comadronas le explicaron de nuevo los beneficios de la lactancia materna. «Yo ya

---

[73] Marta Díaz Gómez. Encuesta nacional sobre hábitos de lactancia. Realizada por el Comité de Lactancia Materna de la Asociación Española de Pediatría y la Universidad de La Laguna, julio de 2013, en: <http://www.aeped.es/sites/default/files/resumen-presentacion-encuestalm-julio2013_0.pdf>.

los conocía, pero aun así no quería. Y, sin embargo, no podía evitar sentirme mal, y todas aquellas explicaciones, que entiendo que deben darte, hacían que me sintiera peor. Si no le hubiera dado tantas vueltas al tema antes del parto, seguramente habría cambiado de parecer, pero por mucho que me dijeran no soportaba la idea, se me hacía demasiado duro», me explicó un día mientras desayunábamos juntas. Lo curioso es que tanto tiempo después, y con la seguridad de haber hecho lo correcto, seguía bajando la voz cuando me confesaba que no había querido dar el pecho. Tras tomar la pastilla, Dulcinea se sintió aliviada, aunque de fondo seguía oyendo el canto de las sirenas del remordimiento. Antes de salir de la clínica, volvieron a explicarle que el proceso era reversible y aún estaba a tiempo de alimentar a su cría. «Asentí y dije que me lo pensaría, porque me sentía un monstruo volviéndome a negar. ¿Era yo la única madre que no quería dar el pecho?», me comentó. Dulcinea lo pasó mal en su momento, se sintió una *rara avis*, pero ahora asegura que no se arrepiente y que cree que tomó la decisión adecuada, pues en aquel momento la lactancia le hubiera supuesto una carga que no podía soportar.

Profesorahiggins tampoco pudo soportarlo, pero por razones muy diferentes. No contaba con el apoyo de su pareja para hacerlo y, además, discutían día sí y día también. Ella estaba tan exhausta por todo (el nacimiento de su hijo y las trifulcas) que al poco de salir del hospital solicitó que le dieran la pastilla para retirarle la leche. Se sentía triste por ello, pero después de mucho pensarlo decidió que era la única forma de aligerar de tensión su vida. Pero algo no acabó de funcionar, como descubrimos un día que sus amigas fuimos a buscarla para que se aireara y comiera con nosotras. En el grupo había una chica con una voz estridente y aguda. La pobre no era consciente de ello y cuando se emocionaba y explicaba alguna anécdota, su voz martilleaba los tímpanos de quienes la escuchábamos. Aquel día estaba especialmente locuaz y se puso a relatar chillonamente una historia. De repente, Profesorahiggins le pidió de malas maneras que se callara. A todas nos sorprendió esta actitud, hasta que nos dimos cuenta de que había empapado su camiseta de leche. No un poquito, no, Profesorahiggins en aquellos momentos hubiera ganado cualquier concurso de Miss Camiseta Mojada. Nunca en mi vida he visto nada igual. Otra amiga, para quitarle hierro, le dijo que ya no hacía falta que pidiera leche para el cortado, a lo que Profesorahiggins respondió con un resoplido indignado. Estaba convencida de que la voz de la interfecta era tan aguda que recordaba al llanto de un bebé y que por eso había empezado a producir leche como si no hubiera un mañana. Lo más probable es que la pauta del medicamento que le habían administrado a Profesorahiggins no fuera la adecuada, pues, una vez se ha iniciado la lactancia y quiere interrumpirse, la administración de las dosis de la pastilla es diferente. Comoquiera que fuese, nuestra amiga de voz gritona aprendió a susurrar, lo que seguramente le habrá sido de gran ayuda en sus relaciones futuras.

Dulcinea y Profesorahiggins, como ya se ha comentado, pertenecen a un grupo minoritario de mujeres que decide no iniciar la lactancia o abandonarla en los primeros días. El resto se aventura, pero en muchas ocasiones acaba por colgar la teta. Los profesionales sanitarios intentan ayudar a las madres que quieren proseguir con la lactancia y que encuentran dificultades. «A veces parece que insistamos e insistamos, pero es que hay muchas razones por las que una mujer deja de dar pecho que tienen que ver con la falta de información. ¿Que quieres y no puedes? Nosotros estamos aquí para ayudarte. Si una mujer, por ejemplo, te dice que no puede dar el pecho porque tiene implantes de silicona, es que no le han dado la información adecuada. Si ha tenido una mala experiencia anterior, averiguamos qué pasó para ver si puede solventarse. Algunas abandonan porque sus bebés no suben de peso y les explicamos que los recién nacidos no engordan, crecen. Tal vez nos falta personal sanitario de apoyo, pero nuestro objetivo es que la mujer que lo desee pueda llevar a cabo la lactancia, que es lo mejor para el bebé. Y si alguna mujer cree que por proporcionarle esta información la estamos llamando "mala madre", es que no nos fijamos bien en cómo nos comunicamos», explica Susana Ares, pediatra y secretaria del Comité de Lactancia de la Asociación Española de Pediatría.

Belén Santacruz también incide en la importancia que tiene que los médicos escuchen las inquietudes de las pacientes y contesten a sus dudas sin ser categóricos. «No hay que dar órdenes, hay que explicar», resume la jefa del servicio de Ginecología y Obstetricia del Hospital Universitario de Torrejón de Ardoz.

Según la Organización Mundial de la Salud, durante seis meses el único alimento que debería recibir el bebé es la leche del pecho materno. Y después, cuando ya se introducen otros alimentos, habría que seguir con dos tomas (preferiblemente por la mañana y por la noche) a lo largo de dos años. Pocas son las *finishers* de la lactancia, las que realmente llegan a la meta de las recomendaciones de la OMS. En España, el 75 por ciento de las mujeres que empieza abandona la lactancia antes de los seis meses, según datos de la Asociación Española de Pediatría. Y no lo hacen sin remordimientos.

Para relajarnos un poco, deberíamos tener en cuenta una perogrullada: la Organización Mundial de la Salud, como indica su propio nombre, es mundial y, por tanto, sus advertencias han de aplicarse a cualquier rincón del planeta. En los países en vías de desarrollo, dar el pecho no puede marcar la diferencia entre la vida y la muerte, cosa que no ocurre en nuestras latitudes. Tenemos el privilegio de haber nacido en un país donde existen alternativas, pero nos empecinamos en rodear esa elección de una presión innecesaria.

NO HEMOS INVENTADO LA SOPA DE AJO

Siempre ha habido progenitoras que no han podido o querido amamantar a sus crías, así que tan raro no será. Y siempre ha habido alguien dispuesto a afearles la conducta. También ha habido madres criticadas por hacerlo, y en el siguiente capítulo se verán algunas de las lindezas que se les lanzaban a las que alimentaban a su progenie. Ahora vamos a ver lo que les acontecía a las de pechos remolones.

«Han venido ya a tanta demencia las señoras y mujeres que tener perricos en los brazos tienen por estado y criar los hijos a sus pechos tienen por afrenta», bramaba en 1529 Fray Antonio Guevara (1480-1545).[74] El extensísimo título de la obra de Jaime Bonells publicada en 1786 no da lugar a equívocos: *Perjuicios que ocasionan al género humano y al estado las madres que rehúsan criar a sus hijos y medios para contener el abuso de ponerlos en ama.*[75] ¡Ya no se trataba única-

---

[74] Véase José Ignacio de Arana Amurrio, en *Cuadernos de Historia de la Pediatría Española: Historia y significación de las gotas de leche en España*, núm. 8, octubre de 2015, Asociación Española de Pediatría, Madrid, p. 6.
[75] *Ibidem.*

mente de ser una madre egoistona, sino de que cometía poco menos que un crimen contra la humanidad! Y, además, retirar la teta también era pecado. «La lactancia materna es una institución divina, es un deber sagrado al cual ninguna madre puede sustraerse sin incurrir en las más grandes responsabilidades», dictaminaba el doctor Josep Cabot y Rovira (1845-1915) en 1890.[76] Y una más, como colofón final a la retahíla de exabruptos, del ginecólogo Jaume Coll i Bofill (1866-1922): «Para mí, señores, una mujer que no pueda o no quiera amamantar al hijo de sus entrañas no es mujer, porque le falta llenar una de sus principales funciones y queda reducida a media mujer, patológica e incompleta».[77]

En las críticas contra las mujeres que no daban el pecho, no se plantea en ningún caso el bienestar del bebé —las amas de cría lo garantizaban—, sino la capacidad de sacrificio de la madre. Porque para muchas, ayer y hoy, amamantar requiere un esfuerzo que para otros muchos se convierte en el baremo de su amor maternal. Si a lo largo de la historia ha habido tantas madres que han intentado librarse de la lactancia, debe ser que no todas las mujeres se sienten cómodas con ella.

Pero por muchas diatribas que se les lanzaran a las escapistas de la lactancia, estas seguían confiando sus hijos a las nodrizas. En 1780, en París, de los 21.000 bebés que nacían anualmente, 19.000 eran enviados a la casa de un ama de cría, que por lo general vivía en otra población. Del resto, 1.000 eran amamantados por sus madres y otros 1.000 por una nodriza que residía en el mismo domicilio que la familia.[78]

En aquella época, yo ni siquiera hubiera encontrado un trabajo de becaria de nodriza, pues no se admitían curriculums de pelirrojas. «Se-

[76] José Cabot Rovira, «Comentarios sobre algunas causas de mortalidad en la infancia: estudio médico-social», discurso leído, Real Academia de Medicina de Barcelona, 1890.

[77] María Teresa Fuentes Caballero, «Costumbres privadas e interés público. La lactancia materna en la literatura médica de divulgación. 1880-1890», *DYNAMIS. Acta Hisp. Med. Sci. Hist. Illus,* Servicio de Publicaciones de la Universidad de Granada, Granada, núm. 16, 1996, pp. 369-397.

[78] Élisabeth Badinter, *¿Existe el amor maternal? Historia del amor maternal. Siglos XVII al XX, op. cit.,* p. 51.

ría rechazada la leche de las mujeres pelirrojas, cuyo temperamento agrio y proclive a la maldad era indudablemente perjudicial para la salud del chiquillo».[79] Los pechos de las rubias tampoco gozaban de muy buena prensa, pues eran sospechosas de padecer tuberculosis. Las nodrizas, discriminadas por su color de cabello, andaban muy solicitadas en aquella época por las familias pudientes. Pero no todos podían permitirse sus servicios, y los bebés de las madres que no podían darles pecho, por la razón que fuera, se debatían entre la vida y la muerte. Los médicos y las asociaciones benéficas intentaban salvarlos como podían. Para sustituir la leche materna se experimentó con todo tipo de mejunjes, rebajando leche de burra, de vaca o de cabra, pero fue en la última década del siglo XIX cuando se dio con productos que serían los antepasados de la leche de fórmula. En esa época, proliferaron en toda Europa unas instituciones llamadas «las gotas de leche», que alimentaban a los bebés, ya fuera mediante donaciones de otras madres, ya fueran con esas primigenias leches artificiales. El descubrimiento del proceso de pasteurización sirvió para evitar las infecciones y para que muchos bebés pudieran sobrevivir.

EL PULSO ENTRE EL BOTE Y LA TETA

A partir de los años cincuenta del siglo XX, la industria farmacéutica comercializa productos que emulan la leche materna. Pero no los venden así: aseguran que son incluso mejores, con agresivas campañas de publicidad. Rechonchos y sanísimos bebés estampados en los recipientes invitan a la compra. Y la teta languidece. Se vuelve pequeña ante esos flamantes botes. Se hace vulgar, propia de pobretona que no es capaz de apoquinar por ese elixir para su hijo. Y la lactancia materna casi desaparece durante décadas. «Se convenció a las madres de que era mejor alimentar a sus hijos con la leche de fórmula, algo completamente infundado. Además, coincidió, en la década de los sesenta, con una explosión demográfica, con lo que era cómodo

---

[79] José Ignacio de Arana Amurrio, en *Cuadernos de Historia de la Pediatría Española: Historia y significación de las gotas de leche en España*, art. cit., p. 7.

que un hermano le diera el biberón a otro. Con el éxodo a las ciudades, las madres perdieron los apoyos de otras mujeres que podrían instruirlas en la lactancia. Antes, en los pueblos, la tradición de amamantar pasaba de madres a hijas o lo veías directamente porque siempre había alguien alimentando a su hijo. Pero eso se perdió. La lactancia desapareció de la realidad y por ello ha tenido que hacerse un esfuerzo enorme por recuperarla y protegerla. No podemos perder un bien tan preciado por intereses económicos», explica Santacruz.

El bote iba ganándole el pulso a la teta, pero esta no se rendía. La Liga de la Leche, fundada en Estados Unidos en 1956, recuperó los grupos de apoyo entre madres y se extendió en las décadas siguientes por todo el mundo occidental. Los estudios científicos, cada vez más independientes de las compañías farmacéuticas, evidenciaban sus beneficios.

Esa es la razón por la que las madres lo intentan y en muchas ocasiones se sienten culpables cuando no consiguen llegar a los seis meses. Porque hay algo innegable: la leche materna es la leche. Es como un combinado entre la poción mágica de Asterix y Obélix y la ambrosía de los dioses del Olimpo. Un auténtico prodigio de la ingeniería humana. «Está hecha a la carta para cubrir las necesidades del bebé: contiene anticuerpos de la madre que le protegen de infecciones, reduce las enfermedades respiratorias, previene las alergias y disminuye el riesgo de padecer obesidad. Además, se va modificando en función de las necesidades del bebé y de su crecimiento. Es muy diferente la leche que se le da cuando acaba de nacer de la de unos meses después», asegura Susana Ares.

En la toma de la noche, por ejemplo, la leche es más nutritiva para que el bebé cada vez pueda dormir más horas seguidas. Ninguna leche de fórmula consigue ese efecto personalizado, pero, pese a su perfección, algunas madres siguen dudando y abandonan porque creen que no tienen suficiente alimento para sus bebés. Como explica Belén Santacruz, no les falta líquido, sino de nuevo información. «La leche no se produce en la teta, sino en el cerebro, que va regulando las cantidades que deben generarse. En períodos en los que el niño pide alimento más a menudo, el cerebro interpreta que ha de producir más por toma y en unos días regula la cantidad. Pero muchas madres, como no se les ha informado, creen que el bebé pasa hambre o que no producen suficiente leche y abandonan la lactancia».

Lo de conseguir la información adecuada no es tarea tan fácil. A mí, por ejemplo, me dieron recomendaciones contradictorias sobre cómo debía amamantar a mi cría. Primero vino un pediatra a visitarme y, cuando le pregunté cuánto tiempo debía darle pecho, me dijo que media hora, que la leche más nutritiva estaba al principio y que con eso bastaba. Antes de irme del hospital, otro médico me explicó lo contrario, que la leche más nutritiva estaba al final, por lo que lo mejor era que exprimiera mi seno hasta sus últimas gotas. Susana Ares le da la razón al último galeno que me visitó: «La lactancia debe ser a demanda: cuando y cuanta el niño quiera, sobre todo en los primeros quince días. Y debería tomar un pecho entero y, si tiene hambre, un poco del otro. La leche del principio tiene más agua y la del final contiene más grasa y vitaminas. Al cabo de esas dos primeras semanas iniciales es posible que se vayan regulando las tomas con los horarios de la madre».

Pese a toda la ayuda que proporcionen los médicos, seguir con la lactancia requiere de mucha voluntad y decisión. Para empezar, el período óptimo, como se ha dicho, es de medio año, pero la baja por maternidad únicamente dura cuatro meses (en este punto se profundizará en el siguiente capítulo); después están todas las complicaciones que pueden surgir (desde mastitis hasta problemas que tenga el niño), y le siguen otros problemas que quizá parezcan más egoístas: el agotamiento que produce no poder dormir de un tirón y la imposibilidad de reincorporarse a la rutina diaria. Todo esto es inevitable y cada madre, de acuerdo con su escala de valores, decide cuánto le pesa y cuánto le gratifica. Sin embargo, hay una variante que sí podría evitarse. Como carece de denominación científica, he decidido llamarle «lagentequenocalla».

«LAGENTEQUENOCALLA»

Este virus afecta al entorno de la futura madre. Durante el embarazo, se incuba y se detectan los primeros síntomas, pero nada comparado con lo que ocurre tras el nacimiento del bebé. El virus se vuelve insidioso y contagia a todo el que se acerca a la embarazada. Esas personas, que antes del alumbramiento presentaban un comportamiento normal, se transforman al serles inoculado el virus lagentequenocalla. Se convierten en seres que expiden opiniones y consejos (órdenes y gritos en los casos más graves de afectación) sin poder (ni querer) hacer nada para evitarlo. Y el problema es que la madre recién estrenada es inmunodeficiente al ataque. Sus glóbulos blancos dejadmeenpaz han sido desactivados ante la alegría que ha provocado la llegada de su bebé en su círculo. Ella no es consciente de la infestación de sus allegados, sigue confiando en ellos y, por ende, desconfiando de sí misma.

Los contagiados por lagentequenocalla hablan a todas horas, a veces incluso a la vez. «Dale un biberón, que está muerto de hambre», espeta la suegra, a todas luces infectada. Y una se siente una desalmada que está dejando al bebé al borde de la inanición. «¿Cómo le das un biberón? Con lo malo que es... Ahora ya no va a querer teta nunca más», dictamina airada la cuñada contaminada. Y una descubre que ya ha vuelto a meter la pata. «Pero, hija, qué manías tienes, sácate la teta y dale pecho aquí mismo, que no pasa nada» o «Pero, hija, ¡cómo eres! Te pasas el día enseñando la teta». Y ya no sabes si eres una puritana o una descocada. Y la madre con la L de prácticas tiene que soportar todo esto con un estado de agotamiento y desorientación y, encima, sonreír a los invitados y atenderlos.

Con Susana Ares no me atrevo a mencionar el virus lagentequenocalla, pero por nuestra conversación intuyo que ella lo conoce de primera mano. «Todo el mundo cree saber mucho de la lactancia, todo el mundo da consejos y la mayoría de ellos carece de fundamento. Si una madre no cuenta con el apoyo de la familia para llevar a cabo la lactancia, es una guerra sin cuartel. Se estresan mucho y lo pasan fatal. Después de alumbrar, deberían estar con su hijo y no preocuparse ni de limpiar ni de hacer lavadoras ni de atender a los invitados. Debería incluso estar prohibido que las visitaran en el hospital. Es algo cultural, pero terriblemente molesto. Todo el mundo le dice a una madre qué hacer: "Ponle el gorrito, quítaselo". Es una pesadilla», me explica.

Aunque yo no había conocido por entonces a esta especialista, seguí buena parte de sus consejos. Me convertí en una bruja piruja para los afectados por lagentequenocalla. Por primera vez tenía una excusa palpable, justamente entre mis brazos, para no deber mostrarme sonriente y complaciente a todas horas. Y la utilicé. Como ya he explicado en el capítulo anterior, mi ánimo yacía aparcado en la planta -5 de algún gran almacén. Me sentía triste y desubicada. Tal vez por ello pedía a las visitas que me dejaran dar el pecho a solas. Si soy sincera, no lo hacía por pudor, que nunca he tenido demasiado, sino porque era una forma de estar tranquila un ratito. Recuerdo que vino a visitarme una conocida y le pedí que saliera mientras alimentaba al nene. Insistió en que no pasaba nada porque lo hiciera delante de ella, que no le importaba. Yo le contesté con amabilidad que a mí sí y me disculpé, alegando que estaba muy cansada y quería concentrarme en la lactancia. Se ofendió y nunca volvió a llamarme. Ahora pienso que debí decirle que se largara sin darle tantas explicaciones. ¿Por qué hemos de justificarnos incluso después de un parto por no proporcionar a los demás esa cuota de atención que nos exigen y que no hemos escogido libremente?

En esos momentos, justo después de haber dado a luz, descubrí que algo había cambiado en mí. Mucho se habla de las transformaciones físicas y de los instintos maternos que asolan a la recién parida, pero hay un tema que no se comenta tanto y que acaba resultando de lo más útil: se te acaba la paciencia. Y lo mejor: nadie se sorprende ni te lo recrimina. La misma presión social que obliga a la madre a estar entregada a su hijo es curiosamente la que permite que esta no tenga que aguantar situaciones absurdas. Antes de la maternidad, yo adolecía de una paciencia casi enfermiza que me llevaba a perder horas de mi día a día en cuestiones que no lo merecían. En cambio, cuando nació mi vástago, mis niveles de paciencia descendieron mágicamente y aprendí a decir que no, algo que siempre me ha costado horrores.

Volviendo al tema de las visitas, en mi caso el panorama no resultó tan desolador. Sigue habiendo personas con un sentido común tan afilado que es capaz de decapitar al virus lagentequenocalla. Recibí muchas visitas en la clínica que me alegraron, las de los que me conocían y me aceptaban como soy. Pero había otras con las que debía hacer un esfuerzo adicional que me agotaba, y con ellas descubrí lo reconfortante que resultaba haber perdido la paciencia.

Cuando volví a casa, seguí empleando a mi hijo como escudo humano. Si estaba con los íntimos, no tenía ningún problema en darle pecho ante ellos, pero, cuando alguien me saturaba —lo que con mis exiguos niveles de paciencia era muy fácil—, me encerraba en mi habitación a amamantar al niño.

Con la avalancha de consejos que me cayó encima proveniente de las víctimas de lagentequenocalla, fui variando de estrategia. Dependiendo de quién viniera, escuchaba atentamente para intentar extraer algún provecho y lo ponía en práctica. Pero había soberanas estupideces que, como soy poco dada al enfrentamiento, ni siquiera refutaba. «Lo probaré» o «Se lo consultaré al médico», respondía. Creo que si me hubieran propuesto introducir al bebé en bañera de salfumán hubiera contestado lo mismo. ¿Para qué perder tiempo en decirle a alguien que no tiene razón cuando te intenta imponer algo que no quieres hacer? Siempre he pensado que, si hay señores y señoras que han dedicado buena parte de su existencia a estudiar para ser médicos, sabrán un poquito más del tema que cualquiera que pase por la calle, ¿no? Y también imagino que no serán tan taimados para guardarse información vital para ellos. Pero eso no es suficiente para quienes están aquejados de lagentequenocalla. «Después del fútbol y la política, no hay otro tema sobre el que la gente opine más que sobre la lactancia», puntualiza Susana Ares.

MIS TETAS, MI HIJO Y YO

Como he explicado, le di el pecho a mi hijo. Durante los meses previos al parto, lo había decidido. Mucha gente me preguntaba durante cuánto tiempo y yo cambiaba de tema para no contestar, pues no tenía ni idea. ¿Cómo iba a saberlo? Y, sobre todo, ¿qué importancia tenía para mis interlocutores que les trazara un plan pormenorizado de mi lactancia? Lo único que iba a conseguir haciéndolo sería sentirme más presionada si después no podía cumplir. Reconozco que mi decisión no era férrea: si algo fallaba o no me sentía bien, tenía el plan B (de «biberón»). Más que temer terribles mastitis (inflamación del pecho), lo que me echaba atrás era lo de no dormir. De hecho, poco antes de alumbrar, una madrugada me levanté angustiada y desperté a Padredelacriatura.

—La hemos fastidiado. No podemos ser padres —le dije muy seria.

—Pues es un poco tarde... —respondió legañoso.

—Tú tienes un sueño muy profundo y roncas tanto que hemos tenido quejas de los vecinos. —Era cierto, los ronquidos de Padredelacriatura eran tan míticos que, cuando viajaba por trabajo, sus compañeros pedían que los alojaran en otra planta del hotel—. Y yo tengo tantos superpoderes para dormir en cualquier situación que no oigo ni tus ronquidos. ¿Cómo oiré su llanto? El niño se despertará, ninguno de los dos los oiremos y morirá de hambre.

—Nadie va a morirse de hambre aquí, estate tranquila, nos despertaremos, ya verás...

Y no acabó la frase porque se puso a roncar. Yo me quedé mirando el techo y pensando en el hambre que pasaría mi desventurado descendiente. Y también en el sueño que padecería yo y en lo rara que se me queda la cabeza si no duermo mis horas. ¿Y si me pasaba como al protagonista de *El maquinista* (Brad Anderson, 2004)? La película va sobre un hombre que padece insomnio y que empieza a tener unas horribles alucinaciones. Podría protagonizar una secuela de la película: *La madre enajenada por falta de sueño*. ¿Qué actriz interpretaría mi papel? ¿Me dejarían escogerla desde la cárcel? Mi criatura habría perecido por inanición. Por suerte, antes de responder a aquellas preguntas, el sueño me venció.

Al día siguiente volví a mis cabales y no dramatizaba la situación, pero el tema de la falta de sueño me inquietaba muchísimo. Y puede decirse que mi lóbrega profecía en parte se cumplió. Después del parto, la primera noche, me dijeron que le diera de mamar al bebé y que después pasarían a recogerlo para dejarlo en la *nursery* unas horas a fin de que pudiéramos dormir. Lo había tenido todo el día en brazos, mamando a ratos, y se había dormido. Lo dejé en la cuna, esperando que me despertara cuando tuviera hambre, y me quedé dormida. Abrí los ojos al cabo de una hora y vi que Padredelacriatura también dormía a pierna suelta y que el niño no estaba allí. Lo desperté, bramando:

—¡Se lo han llevado y no ha comido!

Con los remordimientos agarrándome del pescuezo, llamé a la *nursery* y me dijeron que mi vástago estaba perfecto, que no tenía hambre y que me lo traían enseguida a la habitación. Mi hijo ni siquiera se había despertado y yo ya estaba convencida de que era una madre desnaturalizada.

Salvo aquel incidente, durante el tiempo en que estuvimos en la clínica no tuve ningún problema dándole el pecho. Me subió bien la leche y poco a poco mi pezón y su boca se enganchaban como dos imanes. Esperaba llegar a casa para empezar a disfrutar de la lactancia. Albergaba la secreta esperanza de que me gustara, pero no un poco, sino mucho. Había oído relatos de madres que llevaban un diario de la lactancia y que con los años lo releían y se sentían dichosas recordando aquellos instantes de intimidad. ¿Sería yo una de las elegidas? ¿Se convertiría la lactancia en ese momento de conexión profunda que daría sentido a mi maternidad? Lo deseaba tanto que no dejaba de empeñarme en que sucediera. Cada vez que le daba el pecho intentaba concentrarme mucho, esperando aquel advenimiento. Me sentía como cuando miraba el Ojo Mágico, esas láminas estampadas que se pusieron de moda en los años noventa. Debías observarlas fijamente y de repente veías una increíble imagen en 3D. «¡Qué pasada!», «¡Es increíble!», repetían quienes visualizaban el magnífico diseño. Yo nunca lo vi. Perdí un tiempo considerable de mi existencia, inmóvil ante aquellos dibujos, esperando que me revelaran sus secretos; pero no sucedió. No era de las elegidas. Con la lactancia, salvando las distancias, me sucedió algo similar: ese momento de intimidad extraordinaria, ese éxtasis de maternidad o esa calma budista no se personaron. Y ahora que nadie me oye debo reconocer una cosa: me aburría. Mucho. A manos llenas. En general, me lo pasaba bien con mi bebé, pero cuando llegaba la hora de amamantarlo y sabía que iba a estar como mínimo una media hora sentada e inmóvil, me deprimía. Supongo que mi estado de tristeza posparto tampoco ayudaba mucho. Pero no podía dejar de pensar en las cosas que hacía antes en aquel fragmento de tiempo. Añoraba, incluso, los trabajos que se me antojaban más pesados. Me entraban unas ganas irrefrenables, por ejemplo, de pelar patatas. Pero no podía hacer nada más que estar quieta y esperar. Era bonito saber que estaba nutriendo a mi descendiente, pero no conseguía dejarme llevar por ese pensamiento todo el rato, mi cabeza volaba a otros escenarios y me sentía atrapada en mi cuerpo de estatua de piedra de pecho descubierto. Era consciente de que eso no suponía un gran problema. Y si tenía alguna duda, me quedó claro tras mi segunda reunión en el grupo de posparto. Como expliqué en el anterior capítulo, dado que mi primera incursión fue

Todas tenían claro que debían sacrificarse, más allá del dolor. Cualquier cosa antes que una tetilla de plástico contaminara la boca de su recién nacido, antes de que esa pérfida leche artificial lo emponzoñara. La forma en que se referían a la leche de fórmula hacía pensar que era más venenosa que una *Amanita phalloides*. Me sentí más fuera de lugar, si cabe, que en mi primera visita, cuando fui sin mi hijo. Y me invadió la tristeza por aquella madre que volvería a su casa a enfrentarse al sufrimiento de una lactancia más parecida a que te encierren en una habitación sin comida durante 24 horas y te pongan música de Kenny G de fondo. Una tortura, vamos. Y también por darme cuenta de que yo carecía de aquella capacidad de sacrificio que parecía ser el rasero por el que se medía la maternidad. Yo simplemente estaba pensando en dejarlo porque me aburría y porque dormía poco. Me sentí terriblemente superficial. Y sola y rara. Demasiado frívola para encajar en un grupo en que las mujeres tenían problemas reales. No quería prolongar aquella sensación más tiempo. Hablé con Padredelacriatura e improvisamos una excusa para escapar de allí, aprovechando la pausa.

No es mi intención, ni mucho menos, demonizar estos grupos, que son de gran ayuda. Entiendo que los consejos que oí no tienen por qué ser representativos de los que las profesionales suelen proporcionar. Y, por otra parte, lo lógico es que a estos centros acudan progenitoras con problemas, por lo que tampoco quiere decir que cualquier madre que se decida por la lactancia vaya a tener que enfrentarse a tales complicaciones.

Aquel día, al llegar a casa, no podía alejar de mí la imagen de los pechos de aquella chica ni dejar de imaginar lo que le dolería amamantar a su bebé aquella tarde. ¿Qué tiene de malo la leche de fórmula para que sea preferible aguantar situaciones de ese tipo?

EL BOTE EN EL BANQUILLO DE LOS ACUSADOS

Vaya por delante que la leche materna es el alimento idóneo para el bebé, una verdad absolutamente innegable y constatada científicamente. Pero ¿qué ocurre cuando hay que recurrir a la artificial? Varios estudios han advertido de los problemas que puede conllevar su empleo: desde más riesgos de hospitalización durante el primer año de vida hasta problemas respiratorios e intestinales, pasando por secuelas como sobrepeso y diabetes. Y cada año se van añadiendo perjuicios a la fórmula y sumando beneficios a la teta, hasta confeccionar una lista interminable que demoniza el bote.

Existen algunas voces muy minoritarias que ponen en tela de juicio estos trabajos científicos. La filósofa feminista Élisabeth Badinter advierte lo sospechoso que resulta que cada año surjan más estudios que añaden supuestas enfermedades vinculadas a la lactancia artificial. Insinúa que acaso haya una «mano negra» tras esta exaltación de la maternidad sacrificada y lactante que intente recortar parte de los derechos que el feminismo conquistó en los años setenta. Y argumenta que también es mucha casualidad que este tipo de estudios aparezcan cíclicamente en tiempos de crisis, cuando resulta más rentable para la economía que las mujeres permanezcan en sus hogares en vez de ocupar puestos laborales.[80]

Los escasos estudios que intentan cuestionar los problemas derivados de la lactancia artificial argumentan que resulta difícil saber si las supuestas enfermedades se deben a este o a otros factores. Los trabajos más rebatidos son los que vaticinan las consecuencias a largo plazo. Por ejemplo, algunos aseguran que los niños criados con la leche de sus madres tenían un coeficiente intelectual superior en la edad adulta a los que tomaron biberón. «Dale la teta a tu hijo y será más listo», parecen decirte. ¿Y quién no quiere fantasear con que su descendiente será un cerebrito gracias a su ubre? La Universidad de Edimburgo, en Escocia, dio al traste con estas elucubraciones. Llevó a cabo un estudio entre 5.000 niños y concluyó que el factor más determinante en el coeficiente intelectual es el ambiente sociocultural de la madre.[81]

La ginecóloga estadounidense Amy Tuteur —que amamantó a sus cuatro hijos— también ha criticado la presión que reciben las mujeres que no dan el pecho a sus descendientes. En un artículo publicado en

---

[80] Élisabeth Badinter, *La mujer y la madre: un libro polémico sobre la maternidad como nueva forma de esclavitud*, La Esfera de los Libros, 2011, pp. 86-119.
[81] *Ibidem*, p. 116.

la revista *Time*,[82] explicaba que ella no celebraba la semana de la lactancia instaurada en Estados Unidos por solidaridad con las madres que poco tienen que festejar durante esos siete días. Argumentaba que recibe a diario correos electrónicos de mujeres angustiadas que no pueden dar pecho a sus hijos y están atormentadas. «Están bajo una gran presión que les hace sentir que son malas madres cuando, en realidad, las diferencias entre la lactancia materna y la fórmula en los países desarrollados son muy muy pequeñas», asegura la obstetra.[83] La polémica doctora pone un ejemplo bastante claro: «Cuando usted entra en una guardería, ¿puede diferenciar aquellos niños que han sido alimentados con biberón de los de lactancia materna? ¿Y en una clase de primaria? ¿Y en una graduación universitaria? —Amy Tuteur espera unos segundos antes de contestarse a sí misma—. Pues será que tanta diferencia no hay».[84]

Como ya ha comentado, estas son voces minoritarias en el debate sobre la lactancia que no suelen llegar al gran público: a las madres que tienen los pechos tan irritados como sus sentimientos de culpa. Es lógico que, tras la agresiva campaña que llevaron a cabo las empresas productoras de leche artificial, se haya hecho lo posible para preservar la lactancia, pero ¿puede preservarse ese derecho sin atacar a las que se decantan por el biberón? Aquí está la clave de la cuestión que liberaría a muchas madres de sentimientos de culpa innecesarios. Porque, ¿qué ocurre si se decide alimentar a un recién nacido con leche de fórmula? «Pese a que la materna es mejor, ningún niño que tome leche de fórmula en España va a correr ningún peligro para poder desarrollarse correctamente. Estos productos han evolucionado mucho, son buenos y están adaptados a las necesidades de los bebés», tranquiliza Belén Santacruz.

---

[82] Amy Tuteur, «Why I'm Not Celebrating World Breastfeeding Week», *Time*, 4 de agosto de 2015, en: <http://time.com/3983936/world-breastfeeding-week-2/>.

[83] Marta Palomo, «¿Se han exagerado sus beneficios permanentes? La lactancia materna bajo la lupa de la ciencia», *SINC*, 6 de febrero de 2016, en: <http://www.agenciasinc.es/Reportajes/La-lactancia-materna-bajo-la-lupa-de-la-ciencia>.

[84] *Ibidem*.

Juan José Vidal también acude al rescate de las progenitoras con sentimientos de culpa: «Basta ya de crear malas conciencias entre las madres. Cada una hace lo que puede. Yo, sinceramente, no he visto ningún trabajo científico que demuestre que los niños alimentados con lactancia natural estén mejor que los que toman biberón. La madre debe tener derecho a elegir».

ENTRE LA CULPA Y LA TRISTEZA

Algunas madres no pueden elegir. Mi amiga Ladeportista pertenece a ese grupo. Era, como su nombre indica, una deportista de élite que viajaba por el mundo para correr maratones. Tenía una prometedora carrera por delante, pero colgó sus deportivas para ser madre. Tras la renuncia, anhelaba tener el *pack* completo de la maternidad: parto natural, lactancia y lo que viniera. Y lo que vino fue justo lo contrario a lo que había programado. Sus caderas eran tan estrechas que tuvieron que practicarle la cesárea para que nacieran sus dos hijos. En ambos casos, la leche le subió mucho más tarde, pasada una semana del parto, cuando los niños ya habían sido alimentados con fórmula y la escasa leche que producía no bastaba para nutrirlos. Nunca pudo saber lo que era dar el pecho a sus hijos, lo que le dejó una sensación de tristeza. ¡Adiós, parto natural, adiós lactancia, bienvenida la añoranza de lo que no pudo ser! A Ladeportista le parecen idílicas las imágenes de madres amamantando a sus hijos y, aunque no sabe qué tipo de lactancia hubiera tenido, cree que se perdió un momento de su maternidad.

Ser madre, a veces, se convierte en una carrera contrarreloj para no dejar escapar un instante. Porque, como decía Neruda: «(...) es tan corto el amor y tan largo el olvido». Todas sabemos que llegará un momento en que el churumbel, ya talludito, campe por el ancho mundo acordándose de la autora de sus días de vez en cuando o más bien poco. Y como conocemos el final de la historia, queremos disfrutar cada uno de los capítulos.

Con un hijo, nos damos cuenta, más que nunca, de lo rápido que pasa el tiempo. «¡Dios mío, si ya tiene siete años y hace nada estaba en la cuna!», me he descubierto diciéndome en más de una y dos ocasiones. Para mí, mi hijo es un cronómetro de la vida, del tiempo que pasa y del que antes de tenerlo no era consciente. Nunca he sido muy certera a la hora de acordarme exactamente de en qué año hice esto o lo otro. Pero ahora, si no recuerdo si algo sucedió hace un año o un lustro, simplemente tengo que pensar en la edad de mi hijo entonces y sitúo el acontecimiento con gran precisión. ¿Llevaba pañales cuando cambié de trabajo? ¿Ya tenía deberes cuando mantuve aquella tremenda discusión? Y el recuerdo de mi vástago en ese momento me hace las veces de calendario andante.

Por la misma razón que el hijo marca la época, tendemos a atesorar cada instante. En ocasiones, hasta la ñoñería. La maternidad es la ciénaga de la nostalgia futura. Cuando está ocurriendo algo, sientes que debes disfrutarlo porque no se repetirá. Y disfrutarlo mucho, lo que en ocasiones también genera ansiedad. Eso va con caracteres, pero vivimos en una sociedad que nos impulsa a ello. Por ejemplo, queremos tener las mejores vacaciones, nos estresamos si no las disfrutamos lo suficiente y, cuando están a punto de acabarse, ya las añoramos. Este *modus operandi*, tan humano y tan de los tiempos que nos han tocado vivir, se magnifica con la llegada del niño.

No dar el pecho o no hacerlo el tiempo que una quería para algunas madres puede ser como haberse perdido una foto de ese álbum familiar. Y, al ser uno de los primeros retratos, para muchas no contar con él produce frustración. Y eso no tiene que ver con la presión social antes descrita, aunque evidentemente esta no ayuda. Si experimentas pena porque te estás perdiendo algo y encima culpa por estar entorpeciendo el desarrollo de tu hijo, muy feliz no estarás. Lo de la tristeza cada una sabrá o no gestionarlo. Para la culpa, tal vez sirvan las palabras de Belén Santacruz: «No se puede juzgar, y aún menos demonizar, a las mujeres que no dan pecho ni a las que prolongan la lactancia. Tipos de madres hay tantas como granos de arena y cada una vivirá ese momento de una forma diferente. Es la primera decisión que toman como madres, pero les esperan millones más. Los profesionales de la salud tenemos que aconsejar que la lactancia natural es la mejor, porque es así, e intentar solucionar los problemas que surjan. Pero ningún niño se va a morir por tomar leche de fórmula y, en algunos casos concretos, tal vez sea mejor tener una madre descansada, que le haga mimitos, que una agotada y estresada».

MIS TETAS, MI HIJO Y YO. SEGUNDA PARTE

No era una madre agotada, pues, gracias a mis superpoderes para dormir, cada vez que mi hijo echaba una cabezadita, yo hacía lo propio. Pero estaba estresada con la lactancia. No conseguía que fuera esa experiencia placentera que me había augurado. Llegué a autodiagnosticarme agitación de la lactancia, que es como popularmente se conoce al reflejo de eyección de leche dismórfico (D-MER), una dolencia que experimentan algunas madres. Consiste en una serie de síntomas muy desagradables que se producen justo antes de dar pecho. Pueden ir desde la angustia a la ira, pero ninguno tiene el más mínimo encanto. La razón es que la prolactina, que es la hormona que genera la leche, desciende los niveles de la dopamina, que es la que procura el bienestar. Si la bajada es muy abrupta, puedes llegar a sentir un rechazo irracional hacia la lactancia. Eso no se descubrió hasta 2008, y antes se creía que cuando ocurría se debía a la depresión posparto. Mi autodiagnóstico me duró poco, y pronto me di cuenta que era mejor dejar de buscar enfermedades que no padecía para justificar lo que ocurría.

Lo que me pasaba era que nunca había tenido a un ser humano dependiendo de mí para alimentarse y la sensación me abrumaba. Yo, que siempre había ido y venido a mi antojo, me angustiaba por deber estar constantemente disponible para su boca. Me veía a mí misma como un bistec gigante, homogéneo, sin identidad. «¡Bienvenida a la maternidad! ¡Si no querías esto, habértelo pensado antes!», me decía para acabar de machacarme.

La alternativa era el sacaleches, pero me parecía lentísimo, y para pasarme tanto tiempo con un aparato succionando mis ubres, prefería que lo hiciera mi hijo. Pero una vez lo empleé, rellené un biberón, dejé a mi hijo con mi madre y Padredelacriatura y yo nos fugamos al cine. Estábamos contentos, excitados como dos niños a quienes llevan a la sala oscura por primera vez. Era nuestra primera salida a solas desde que habíamos sido padres. Nos informamos de lo que duraba la película y lo planificamos todo como estrategas, para no ausentarnos más de tres horas. Pero todo salió mal, diría que fatal. Mi hijo no quiso comer antes de que nos fuéramos, pero como le habíamos dejado el biberón a mi madre y no íbamos a tardar mucho, aun así nos fuimos.

Cuando estaba abstraída en la película, olvidándome por unos instantes de que era madre, se estropeó. No, no me lo invento: hubo un fallo técnico e interrumpieron la proyección. Algunos espectadores indignados pedían que la pasaran de nuevo desde el principio. Yo, ante esa posibilidad, perdí los nervios y exigí que la pusieran desde el mismo punto argumentando que si no lo hacían una madre moriría de pena o un bebé de hambre. Mi desesperación resultó convincente y la película volvió a proyectarse justo en el punto en que se había interrumpido. Nos habíamos pasado diez minutos del tiempo programado, pero aún podíamos remontar.

Pero parecía que un duende travieso nos la tuviera jugada y a medio camino de regreso se le ocurrió pincharnos la rueda de nuestra moto. Me entraron ganas de gritar de rabia. Notaba mis pechos palpitantes, a rebosar de leche, y no podía dejar de tener espeluznantes fantasías en las que: a) mi bebé bramaba desconsolado muerto de hambre; y b) mi bebé mutaba y se comía a mi madre. Padredelacriatura y yo acordamos que él se quedaría esperando a la grúa y yo volvería a casa en taxi. Los cinco minutos que tardé en encontrar uno se me antojaron cinco años. Y sospecho que envejecí proporcionalmente. Entré en mi casa como si volviera de la guerra de Vietnam en lugar de volver del cine. Mi hijo dormía apaciblemente, mi madre estaba enterita y que no había habido ningún problema. Pero yo seguía estresada. Sabía que estadísticamente había muy pocas posibilidades de que se volviera a repetir aquella sucesión de catastróficas desdichas. Pero la cuestión ya no era esa: necesitaba saber que, si algo me pasaba cuando me ausentara, mi bebé estaría bien alimentado. Y también necesitaba saber que podía alejarme de él en un radio, como mínimo, de diez kilómetros sin que eso entrañara un peligro para su subsistencia ni para mi cordura.

Hay madres que lidian mejor que yo con esos temores. Tuve una compañera de trabajo que siguió dando pecho en exclusiva cuando se incorporó a su puesto. Depositaba las raciones extraídas con el sacaleches en la nevera y regresaba a su casa rápidamente tras el trabajo. Comentaba que a la vuelta siempre temía que si le pasaba algo en el autobús, cualquier pequeño atasco, su bebé pasaría hambre. Pero era capaz de sobrellevarlo, y me parecía admirable. Yo llevaba fatal no poder ir al cine y solo estaba a punto de concluir el cuarto mes de lactancia.

Experimentaba sensaciones desagradables cuando me despertaba, en plena noche, empapada en mi leche de olor agrio. Hay madres
que eso también lo llevan bien y entienden que es parte del proceso.
Pero yo detestaba aquel olor, me molestaba la falsa dureza de mis senos y aquel tamaño impostado. No me gustaban los camisones para la
lactancia, con sus costuras abiertas para que el pecho salga presto.
Me fastidiaba tener que llevar gasas para no chorrear mi ropa. Me había pasado nueve meses viendo cómo mi cuerpo se transformaba y
había sido curioso, pero ahora quería tener de nuevo uno que se pare-
ciera lo más posible al de toda la vida.

Después del incidente del cine, me puse a escudriñar como una
posesa en internet buscando información sobre la lactancia y los riesgos que podía suponer el biberón. Hallé una lista de estos más larga
que las amantes de Warren Beatty en sus buenos tiempos. Pero también di con un atajo que nadie me había mostrado y que me abrió el
cielo. La panacea para mi situación se llamaba «lactancia mixta», que
consistía en algo tan simple como combinar pecho y biberón. ¿Cómo
no se me había ocurrido antes? ¿Y por qué nadie me había informado
de ello? Hasta entonces, todo parecía muy categórico: o le dabas el
pecho o el biberón. Pero podía tenerse lo mejor de los dos mundos.
En contra, algunos especialistas argüían que únicamente le aportabas
la mitad de beneficios de la lactancia materna y que el bebé, con el
tiempo, se acostumbraba al biberón y acababa haciéndole un feo al
pecho. Pero, aun así, en aquel momento de mi vida me pareció el atajo perfecto.

La posibilidad de saltarme alguna que otra toma me procuraba
tranquilidad. Mi bebé, que era un santo varón, no refunfuñó por el
cambiazo y me sentí liberada. Le dábamos el biberón por la noche o
cuando yo tenía algo que hacer. Extrañamente empecé a disfrutar de
la lactancia, no hasta el punto místico que tanto ansiaba experimentar, pero al menos dejé de vivirla como una obligación. Más o menos
al cabo de poco más de un mes, mi hijo me cambió por una tetilla sin-
tética y me despedí, con sentimientos encontrados, de la lactancia.
No sé qué hubiera decidido hacer si hubiera tenido un segundo hijo.
¿Habría podido ver por fin el Ojo Mágico de la lactancia o me hubiera vuelto a decantar por la mixta? No tengo ni la más remota idea.
Muchas progenitoras viven dos lactancias de forma completamente

diferente. La propia Belén Santacruz me explica que su primera experiencia fue un poco estresante y, en cambio, la segunda resultó placentera. «El primer hijo te cambia la vida, pero con el segundo ya sabes más lo que te ocurrirá. Además, también depende del momento vital en el que te encuentres», explica la ginecóloga.

Y hay momentos vitales que te conducen justamente a lo contrario, a exprimir tu pecho con fruición, a alargar todo lo posible la lactancia, que es lo que veremos en el siguiente capítulo.

Este capítulo ha sido revisado por:

Susana Ares, pediatra y secretaria del Comité de Lactancia de la Asociación Española de Pediatría.

Belén Santacruz, jefa de Ginecología y Obstetricia del Hospital Universitario de Torrejón de Ardoz.

Juan José Vidal, jefe de Ginecología de la Unidad de la Mujer de la Clínica Ruber Internacional.

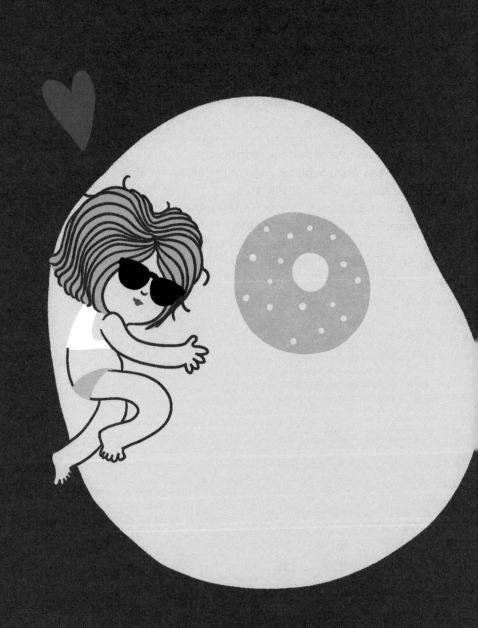

ODA A LA TETA

Cuando la lactancia es un placer

La civilización se sustenta en la hipocresía. Somos animales racionales y parlantes, y eso nos permite camuflar nuestros instintos: en vez
de tener celo, seducimos; en vez de emitir sonidos guturales antes
de estampar el ordenador sobre la testa de un compañero de oficina, urdimos sibilinas estrategias. Siglos y siglos de adiestramiento
nos permiten ocultar lo que pensamos y adherirnos a un código de
comportamiento que hace que el mundo aparentemente sea menos
hostil. Por mucho que alardeemos de ser sinceros, sembramos nuestra existencia de mentiras sociales. No quiero imaginarme lo que
ocurriría si dijéramos cuanto se nos pasa por la cabeza. Ser civilizado
significa reprimir ese aspecto cromañón que anida en nuestro interior. Educar no deja de ser el proceso de desanimalizarnos para inte-
grarnos en la sociedad.

La historia de la civilización es la de la lucha por enmascarar las
huellas de nuestra naturaleza agreste a través de objetos que nos
alejan de ella. Los cubiertos, por ejemplo, cubren la necesidad bio-
lógica de nutrirnos sin necesidad de tener un contacto directo con
los alimentos. Los lavabos nos permiten soterrar nuestras funciones
fisiológicas. Las duchas y los perfumes posibilitan que erradiquemos
el rastro animal. Las normas de urbanidad impiden que expulsemos
olorosas flatulencias o eructos. La depilación crea un ideal estético
artificial. Incluso el asesinato se instrumentaliza a través de las armas
y se impersonaliza cada vez más con artefactos letales que matan sin
ver el rostro o los rostros de los enemigos. Cuanto más masificada
sea la muerte, más impersonal —y, por tanto, menos animal— parece. Las hembras evitamos dejar un reguero de sangre a nuestro paso
gracias a paños, compresas, támpax o copas menstruales. El sexo no
se ha instrumentalizado físicamente —juguetitos sexuales aparte—,
pero sí simbólicamente. Primero la religión y el Estado lo encorseta-
ron en férreas normas dirigidas a la creación de una célula controlable: la familia. Luego, la invención del amor, en el siglo XVIII, lo dotó
de una dimensión sentimental que embellecía el intercambio de
fluidos.

A mí la mayor parte de todo esto me parece muy bien. Igual soy
un poco tiquismiquis, pero prefiero habitar en un mundo en que la
gente no defeque por las esquinas, no huela a búfalo y donde el for-
nicio sea algo más elaborado que un mete-saca.

De todas formas, en este proceso —como casualmente sucede en toda la historia de la humanidad por lo que respecta a nosotras— las féminas nos llevamos la peor parte. Esta domesticación de los instintos básicos se convirtió en nuestro caso en sumisión. Porque a los machos de nuestra especie siempre se les ha permitido conservar algún rasgo más animal como epítome de su masculinidad. En cambio, las hembras tuvimos que erradicar todo atisbo ancestral, y los valores que se equipararon a la feminidad tenían que ver con la fragilidad y la mansedumbre.

Machismos históricos al margen, la instrumentalización sigue marcando el progreso, ahora tal vez más que nunca. Inventamos objetos de todo tipo para ampliar nuestras facultades más allá del animal que somos: incrementamos nuestra memoria con ordenadores y con internet o aumentamos nuestra capacidad de desplazarnos a través de raudos transportes. Y todo esto se paga. Siempre se ha pagado. Por ello, los estratos sociales superiores han sido la punta de lanza de este progreso y han disfrutado de los objetos de deseo a los que el «vulgo» no tenía acceso. El dinero marcaba la diferencia entre asemejarse más a un homínido que a un ser civilizado. Los que no tenían recursos pertenecían al primer grupo y los de cartera rebosante dirigían el segundo. Nuestros antepasados pudientes no estaban a la espera de la última versión del iPhone, pero sí eran los primeros en alardear de que habían incorporado un bidé a su residencia. No poseer objetos que nos aparten de nuestra esencia animal se ha interpretado socialmente como síntoma de ser un pobretón.

Y aquí nos topamos con la función más mamífera de todas, a la par que la que más ambivalencia ha generado a lo largo de la historia: el amamantamiento. Que encima recae sobre las mujeres, que son las que más refinadas y más alejadas de su naturaleza animal han debido mostrarse ante los ojos de la sociedad. También se ha instrumentalizado echando mano de ubres ajenas —las amas de crías— y luego del biberón. Y, sin embargo, los únicos senos que la Iglesia católica mostraba y ensalzaba eran los que aparecían en los cuadros en que la Virgen daba el pecho al niño Jesús. ¿En qué quedamos, pues? ¿Cómo pueden haber convivido durante tantos siglos una construcción estética del amamantamiento con el rechazo a la fisicidad de la lactancia? Pues volviendo un poco locas a las madres, como de costumbre. Y de esos polvos, estos lodos, porque desgraciadamente el debate sigue abierto.

EL POBRE PECHO Y EL PECHO POBRE

Dar el pecho, durante siglos, no ha sido de «buen gusto». Las damas de la alta sociedad confiaban sus hijos a las nodrizas para que estas los alimentaran. Argüían que los compromisos sociales no les dejaban tiempo para ello, por lo que la lactancia se vinculaba a quienes pertenecían a un estrato inferior y, por tanto, no poseían una agenda tan repleta. Más allá de las críticas que algunas damas recibían por tomar esta decisión (que se han visto en el capítulo anterior) o de que para algunas pudiera suponer un alivio, la cuestión de fondo es que dar el pecho era una tarea de mujeres de clase baja, en su mayoría campesinas. Las que aún tenían línea directa con su naturaleza más animal porque no habían tenido la fortuna de sofisticarse. La imagen de la ama de cría, sobre todo de las que se llevaban a vivir con ellas a los niños que debían nutrir, fue bastante peyorativa durante siglos. Hay que considerar que, en muchos casos, estas mujeres trabajaban en el campo y debían cuidar también de su familia, por lo que no era extraño que dadas sus paupérrimas condiciones de vida desatendieran al inquilino de pago. Más de un tercio de los bebés que se les confiaban fallecían,[85] así que se creó la imagen de que eran poco menos que unas brutas y descuidadas. En los romanceros europeos los personajes de las nodrizas, siempre atontolinadas, son responsables de pavorosas muertes infantiles.

Además de poner a la mujer que amamantaba a la altura del betún, el acto de dar el pecho también ha sido denostado a lo largo de los siglos. Muchos son los textos que inciden en que debía de prescindir de cualquier atisbo de ternura. Durante decenios se entendió

---

[85] Charo Moreno, «Actitudes sociales y creencias populares sobre las amas de cría, reflejadas en el romancero tradicional: *La nodriza del infante*», *Revista de Dialectología y Tradiciones Populares*, vol. LIV, núm. 2, 1999, Fundación Ramón Menéndez Pidal, en: <http://rdtp.revistas.csic.es/index.php/rdtp/article/view/420>.

Recuerdo un día en que Profesorahiggins y yo fuimos a visitar a Lactanciafeliz, que había tenido a su segunda hija. Lactanciafeliz es de las personas a las que más he visto disfrutar dando el pecho a sus hijos, y también de las que más ha sufrido cuando ha tenido que finiquitar ese período. Como ya he explicado, Profesorahiggins decidió retirarse la leche porque no contaba con el apoyo de su pareja, y a partir de ese momento intentó zafarse de las críticas defendiendo a ultranza los beneficios de la leche de fórmula. Yo intuía que exageraba su postura porque se sentía juzgada y, claro, la mejor defensa es un ataque. Creo que, en general, algunas mujeres tendemos a justificarnos en exceso, acaso para evitar que nos juzguen. Y esta tendencia, se eleva a la enésima potencia cuando tienes hijos, no vaya a ser que te metan en el saco de las «malas madres». Cuando Profesorahiggins le contó a Lactanciafeliz que no daba el pecho, esta frunció el ceño y se puso a hablar de los beneficios de la lactancia natural, que además es uno de sus temas preferidos. Lactanciafeliz podía estar días enteros hablando sin pausa de tetas y leche sin ser consciente que igual a sus interlocutores el tema no les apasionaba tanto como a ella. Yo notaba que Profesorahiggins estaba cada vez más tensa y no lo entendía, pues ambas eran muy amigas. ¿Qué pasaba si una le daba el pecho y la otra no? Pues parecía que ocurría algo y bastante grave, dado que los comentarios aparentemente cordiales empezaron a tornarse hostiles. Mientras Profesorahiggins hablaba de la comodidad y el tiempo libre del que disponía para dedicar a su hijo, Lactanciafeliz argumentaba que no había vínculo más cercano que el que se producía con el amamantamiento. Yo, que por aquel entonces no había sido madre, las miraba estupefactas. Salvaguardaba una ingenua inocencia que me hacía confiar en que la amistad estaba por encima del modo en que cada cual decida criar a su descendiente. ¡Cuánto me equivocaba! ¡Cuántas discusiones como esa he presenciado después, casi a diario, sobre cualquier tema relacionado con los niños! Para mí, en aquel momento, era igual que si ambas se hubieran enzarzado en una discusión sobre el sexo de los ángeles y ninguna quisiera bajarse del burro. ¿Qué más daba la opción que hubiera escogido cada cual? A mí lo que me alegraba era que Lactanciafeliz disfrutara dando el pecho y Profesorahiggins se sintiera aliviada por no tener que hacerlo. Pero ellas pretendían imponer respectivamente sus razones a la otra y, en definitiva, demostrar que su opción las convertía en mejores madres. Ese es el pestilente título por el que tantas progenitoras sacan las uñas. Por suerte, la conversación viró hacia otros derroteros, pero cuando se despidieron me dio la impresión de que algo se había quebrado en la complicidad que siempre habían mantenido. Y pronto tuve la confirmación, porque, de regreso a casa, Profesorahiggins me dijo:

—Yo creo que Lactanciafeliz tiene problemas económicos.

Me quedé sorprendida, pues nuestra amiga trabajaba de secretaria y, aunque desconocía sus ingresos, no pensaba que fueran muy diferentes a los de Profesorahiggins o a los míos o a los de cualquier hijo de vecino: escasos pero sin requerir, por el momento, de la caridad. Su pregunta me inquietó: ¿habría visto algo en la casa que a mí se me había escapado? Igual tenía colgada una orden de embargo en la puerta y como soy tan despistada ni la había visto. Repuse que no lo creía y le pregunté por qué lo decía.

—Yo creo que todo ese rollo de la lactancia es porque le resulta más barato.

Aquel comentario no era propio de Profesorahiggins, que no es ponzoñosa ni clasista. Pero su teta vacía y herida estaba atacando al pecho rebosante y orgulloso de su amiga. Le dije lo que pensaba, que Lactanciafeliz se lo pasaba teta dando la ídem y que las dos habían dejado de defender sus opciones para atacar las de la otra. Profesorahiggins gruñó por lo bajo y acabó dándome la razón: una teta no debería separar a dos amigas. Es curioso que la maternidad cambie las partes anatómicas por las que una amistad se rompe. Tradicionalmente siempre ha sido el pene el argumento de peso para enemistar a dos mujeres heterosexuales. Y es mucho más comprensible dejar de hablarse con alguien porque te ha robado a tu pareja y su apéndice que porque le da el pecho o no a su hijo.

Por desgracia, este enfrentamiento no es únicamente una anécdota entre dos de mis conocidas. He leído foros plagados de peleas a tetazos donde cada madre intenta demostrar que la suya es la mejor opción.

Profesorahiggins, para embestir a su rival, tarareó un *hit* clásico: «La teta es pobre». Pero el repertorio musical se ha renovado y ahora la canción de moda para abuchear a las que se sacan el pecho es

«La teta es hippy». Susana Ares me confirma que este es el término que más habitualmente tienen que oír las que desenfundan el seno, como una forma de crítica y de presión para que no lo hagan. «Hay un concepto arraigado y erróneo de que la teta es "hippy" y el biberón es moderno. La imagen del biberón está muy instaurada en la iconografía de nuestra sociedad. Basta con ver una serie de dibujos animados: cuando sale un bebé, aparece un biberón. Esa presión que sienten las madres cuando las llaman hippies por sacarse el pecho es mala y dañina. Crea mucho estrés innecesario», explica la especialista.

Y casualmente «hippy» es un calificativo —más allá de sus connotaciones en los sesenta, las camisas floreadas, los pantalones de pata de elefante y el LSD como si fueran caramelos en la puerta de un colegio— que nos acerca de nuevo a la naturaleza, que nos aparta del imperante concepto de mujer sofisticada. Ni «pobre» ni «hippy» deberían ser adjetivos peyorativos, pero ponen de manifiesto cierta condescendencia por parte del que los usa. Y sobre todo encasillan. ¿Qué pasa si una triunfadora del mundo de los negocios adicta a los Manolo Blahnik decide amamantar a su criatura? ¿La convierte eso en una hippy? Y en el supuesto de que fuera así, ¿qué mal hay en ello? El hecho de amamantar no define el carácter ni las opciones vitales de ninguna mujer. Es como si nos metieran en un mismo grupo simplemente porque nos gustan las patatas bravas. Absurdo. De todas formas, el empleo de este término no es aleatorio y contiene una crítica al feminismo ecológico del que más adelante se hablará.

Y en todo esto hay algo más peligroso que no puedo por menos que señalar: cuando se pasa de las palabras a los hechos y las madres son amonestadas por dar el pecho en público. En 2016, Roser Sabater fue expulsada de la zapatería de un centro comercial en Marbella por amamantar a su hija.[88] La noticia indignó a muchas progenitoras defensoras de la lactancia, que explicaron experiencias similares y en las redes sociales a esta reacción en cadena se la llamó «el efecto

---

[88] Amparo de la Gama, «La madre expulsada de un centro comercial en Marbella levanta la ira de las "tetistas"», *El Confidencial,* 5 de noviembre de 2016, en: <https://www.elconfidencial.com/espana/andalucia/2016-11-05/la-madre-expulsada-lactancia-materna-amamantar-andalucia-polemica-tetistas_1285358/>.

Roser». Algunas madres protestaron alimentando a sus bebés en público. La Liga de la Leche cuenta con abogados para afrontar estas situaciones e intentan que los comercios dejen de discriminar a las que amamantan. Pero, aun así, en 2017, otra madre fue expulsada de una piscina en Zaragoza por hacer lo propio. La excusa era que su leche podía contaminar el agua. La madre estaba amamantando a su bebé fuera del agua, por lo que, a no ser que más que dos tetas tuviera dos fuentes monumentales, resulta difícil que su leche acabara en la piscina.[89] Y de todas formas a mí también me cuesta creer que su leche pudiera infectar el agua clorada, en la que bien es sabido que muchos niños vierten sus orines. La situación desprende un tufillo a discriminación. Volvemos a ese concepto que explicaba al principio del capítulo: amamantar parece ser de mal gusto porque nos recuerda nuestra naturaleza mamífera, lo que socialmente no está bien visto. Porque dudo de que la visión de un seno pegado a la boca de un bebé pueda escandalizar. No será que en la televisión no se vean a diario pechos por doquier, o que en las playas las mujeres no hagan *topless*. En cambio, la aparición de una ubre con función alimenticia a algunos se les antoja inconveniente. ¿Qué debe hacer una mujer que da el pecho cuando el bebé tiene hambre? ¿Quedarse en casa recluida? ¿Acaso eso sería de «buen gusto»? ¿En el siglo XXI alguien piensa que es normal que una madre no pueda salir de su casa y se dedique en exclusiva a alimentar a su retoño? ¿Eso es lo que se pretende? Quiero creer que cenutrios hay en todas partes y que, si estos tristes casos son noticia, se debe a que constituyen la excepción. Pero eso no le quita hierro al asunto: ninguna madre debería tener que lidiar con una situación de este tipo. Todo eso no hace más que añadir dificultades a algo para lo que deberían darse facilidades. Ser madre, dar o no dar el pecho y poder seguir llevando una vida no es tarea fácil como para encima ir añadiendo problemas.

---

[89] P. Figols, «Me prohibieron dar pecho junto a la piscina porque mi leche podía contaminar el agua», *Heraldo*, 22 de junio de 2017, en: <http://www.heraldo.es/noticias/aragon/zaragoza-provincia/zaragoza/2017/06/20/prohibieron-dar-pecho-junto-piscina-porque-leche-podia-contaminar-agua-1182463-301.html>.

DE MUJERES Y DE SENOS CONTENTOS

Igual que en el capítulo anterior se ha visto que hay madres que tienen problemas con la lactancia y que las razones son muy diferentes, ocurre lo mismo con las que gustan de la experiencia. No me ha quedado más remedio que distribuirlas en dos capítulos diferentes, pero quiero que conste que en cada grupo hay una infinita cantidad de subgrupos y que no se puede, en ningún caso, crear arquetipos ni clichés.

Se han encontrado muchas razones científicas para justificar el disfrute de la lactancia, desde la producción de oxitocina hasta la creación de un vínculo, pasando, en algunos estudios, por aspectos que tienen que ver con sensaciones cercanas al placer sexual. No me extenderé en estos profusos estudios, porque lo que me parece relevante es que las mujeres lo disfruten, sea por la razón que sea. Y que no sean censuradas por ello.

Lactanciafeliz esperaba el momento de alimentar a su cría con alborozo, se sentaba cómodamente y, en ese instante, no había nada más en el mundo que ella y su hijo. La dicha de alimentarlo, de sentir el contacto piel con piel o de lo que ella sintiera físicamente le procuraban una experiencia placentera. Ahora está muy en boga el *mindfulness*, la conciencia plena, el disfrutar de las sensaciones de cada momento sin pensar en el antes ni en el después. Una lactancia satisfactoria me parece un chute de *mindfulness* en vena.

He hablado con madres que gozaron con la experiencia y que llevaban un diario de la lactancia donde escribían lo que sentían, donde querían dejar constancia de aquellos días tan felices para después rememorarlos. Una de ellas me explicó que no solía comentarlo, porque cuando lo hacía la miraban como si fuera una marciana. Nadie considera que un padre o una madre que registra por escrito las experiencias de su hijo (el primer diente, la primera palabra, el primer paso) pertenezca a otro planeta, pues se trata de la historia del niño. En cambio, cuando una mujer se centra en sí misma, en lo que siente y le gusta, resulta chocante para algunos, pues la maternidad parece tener que estar centrada en la obligación y el bienestar de la criatura. «La mayoría de mujeres que alargan bastante tiempo la lactancia es porque la disfrutan. ¡Serían tontas si se privaran de algo que hace que se sientan bien! Es un tiempo de placer para ambas partes. Y muchas madres se sienten muy felices con la conexión que se crea», explica Belén Santacruz.

Disfrutar del amamantamiento no tiene que ver únicamente con la lógica, con el hecho de saber que la leche materna es mejor que la de bote. Muchas madres pueden no sentir lo mismo que Lactanciafeliz y perseveran en el amamantamiento como un pequeño sacrificio en pos del bienestar de su criatura. Pero es una decisión cerebral, mientras que para las otras, las que se lo pasan bien, es visceral. Sin embargo, las madres que gozan de ese momento son, en muchos casos, también criticadas. De nuevo, parece que el placer no sea compatible con la maternidad, que todo lo que haces por tu hijo tenga que suponer un sacrificio. Las mujeres que intentan compatibilizar otras facetas de su vida con la maternidad son tildadas de egoístas. A las que se entregan a ella, porque así lo deciden, también las critican por no ser productivas o por dejar de lado otros compromisos.

LA MUJER DISPONIBLE

A una madre socialmente se le exige que se sacrifique, que cambie su estilo de vida, que esté pendiente de su bebé..., pero hasta cierto punto. También aquí se marcan límites sociales, que en la mayoría de los casos apenas tienen que ver con los intereses de la interfecta. Su entorno, en muchas ocasiones, exige recuperar a la mujer social que era antes de parir. En la lactancia es cuando más se pone de manifiesto esa petición. Como ya se ha visto, se da un alarmante rebrote del virus de lagentequenocalla: «Yo no sé por qué no lo ha destetado ya y se viene a tomar una cerveza con nosotros», «Ese bebé está demasiado enmadrado», «Su marido es un santo, ella solo cuida del niño y no le hace ni caso». ¿Alguien ha oído alguna vez alguna de estas frases? Yo las he oído en infinidad de ocasiones. E incluso debo confesar que alguna vez he echado de menos a alguna amiga que tras ingresar en el club de las madres ha desaparecido del mapa, aunque no lo haya verbalizado.

Es este en el territorio en que se fragua el síndrome de la *superwoman*: la mujer que desea ser una gran profesional, una gran amiga, una gran amante, una gran madre. Y parece que no caiga en un pequeño detalle que resulta inesquivable: el día tiene 24 horas. Las prioridades personales deberían marcar la forma de invertir cada una de ellas, pero resulta difícil saber cuáles son con tanto ruido de fondo, con tanta gente apuntando las «realmente importantes». Y es así como una acaba desquiciándose, pensando que el resto de mujeres llegan a todo y poseen un superpoder del que ellas carecen. O padeciendo lo que se llama «el síndrome de la mala madre», que consiste en sentirse mal por apostar por la carrera profesional y pensar que se está orillando el cuidado de los hijos. Y tal vez debiera existir también «el síndrome de la mala profesional», que aquejaría a aquellas que, habiendo decidido dedicarse al cuidado de sus vástagos, sienten pesar por haber desatendido sus carreras. Parece que aquí la clave es sentirse mal en vez de apechugar con la decisión. Las presiones externas, sin duda, no ayudan.

He oído a algunas madres disculparse por llevar a cabo una lactancia prolongada: «Es que mi bebé no se duerme si no es con el pecho». Y también respuestas sobre lo malo que era eso para el niño, como si quien las da tuviera un máster en puericultura. Imagino que en muchos casos el argumento de la madre es verídico y tal vez esté agobiada porque quiere dejar ya la lactancia y no encuentra el modo. Cuando vuelves a casa, con la cabeza como un bombo de trabajar, y tu bebé se pone a berrear tienes dos soluciones: o cuentas con unos nervios de acero y decides que la teta no es la solución, porque así te lo han dicho, o se la das y consigues un momento de paz para ambos. Quienes afirman que hacerlo no está bien no suelen hallarse a tu lado cuando tus tímpanos están a punto de estallar. Esto ocurre y es bastante crispante. Pero también sospecho que habrá otras madres que se aferren a este argumento como pretexto. Porque es más fácil decir eso que responder la verdad: «Mira, estoy en un momento de mi vida en que me resulta mucho más gratificante estar con mi bebé que salir a tomar algo contigo y escuchar esos chistes malos que he oído ya mil veces». Por poner un ejemplo. Todo nos lleva a justificarnos, de nuevo, por no «estar disponibles», por no ser lo que los otros esperan, y refugiarnos en el papel de madres sacrificadas para ahuyentar las críticas.

ADIÓS, LACTANCIA

Tengo una amiga que estuvo dos años dándole el pecho a su hija. Podía hacerlo sin muchas complicaciones porque trabaja como autónoma en su casa. Su marido no la apoyaba en esta decisión: tenía ganas de que volviera a ser «la mujer disponible», la que de vez en cuando salía a tomar copas con él y con sus amigos. Un día me contó que había vuelto a quedarse embarazada. Yo sabía que ella quería tener otro hijo, y la felicité. Pero ella no estaba lo que se dice contenta. Me confesó, con ciertos remordimientos, que le gustaría haber esperando un poco más para seguir dándole durante más tiempo el pecho a su hija. Se sentía mal por no regocijarse con la llegada de su nuevo hijo y mal por tener que interrumpir la lactancia con la primera. Y no se atrevía a compartirlo con demasiada gente, pues sabía que a duras penas la comprenderían. Sabía que le dirían que hacía tiempo que debía haber destetado a la niña o que de aquí a nada volvería a dar el pecho... Pero ¿qué importa eso si ella no se sentía a gusto con la situación? Hay que ver lo persistente que resulta el virus lagentequenocalla y lo maniqueo que puede llegar a ser. Es cierto que el problema de mi amiga no era gravísimo, pero a ella le ensombreció dos momentos de su vida: el destete de su hija y su siguiente embarazo. La gente que te rodea tiende a dar soluciones lógicas que sobre el papel parecen espléndidas, pero no comprende que muchos de los sentimientos que provoca la maternidad son viscerales y que, por tanto, las fórmulas matemáticas no suponen el más mínimo alivio. Al revés: crean más presión.

Lactanciafeliz también lo pasó mal cuando tuvo que dejar de amamantar a sus dos hijos. De hecho, con uno de ellos consiguió pactar con su empresa una excedencia sin sueldo para alargar la lactancia. Y cuando le tocaba volver se planteó muy seriamente dejar su puesto. Sus amigas le aconsejamos que no lo hiciera, porque tenía un trabajo que le gustaba y estábamos convencidas de que cuando regresara a la rutina vería las cosas de otro modo. Quizá debimos callarnos. Ella volvió al trabajo y prolongó la lactancia casi dos años, en tomas de mañana y noche. Y cuando acabó ese período, se entristeció.

Algunas teorías explican que la producción de la hormona oxitocina, que se genera durante la lactancia, crea una especie de adicción.

Por ello hay madres a las que resulta tan difícil renunciar a esa sensación. Tal vez sea una cuestión de hormonas o de opciones vitales, pero lo que es cierto es que muchas viven el destete con pesar.

TRABAJO Y MATERNIDAD

Más allá de los sentimientos de madre respecto al final del amamantamiento, de lo que disfrute de la lactancia o de las ganas que tenga de que acabe, la razón principal por la que se le pone fin es el trabajo. Todas se encuentran con el mismo escollo: por mucho que la lactancia óptima deba durar seis meses, la ley únicamente concede 16 semanas de permiso por maternidad. Casi la mitad de estados de la Unión Europea tienen una media que va de las 14 a las 17,5 semanas. Hay honrosas excepciones, como Bulgaria, en la que las madres cuentan con 58,5 semanas. En Polonia y Reino Unido disfrutan de 52, en Irlanda de 42, en Eslovaquia de 34, por citar algunos casos ejemplares. También existen países en que este período es aún más corto, como Alemania, Croacia y Eslovenia, pues las madres deben despedirse de sus descendientes a las 14 semanas para volver a incorporarse al trabajo.[90] El permiso español es uno de los más cortos de la Unión Europea, aunque en ese tiempo las trabajadoras perciben su sueldo íntegro, lo que no sucede en algunos de los países que disfrutan de bajas más largas. Algunas asociaciones están intentando alargar el permiso por maternidad, pero las últimas reformas laborales no han tenido en cuenta sus demandas. «¿De verdad que no nos podemos permitir una baja de seis meses? Desde un punto de vista económico, teniendo en cuenta el descenso de la natalidad, sería más barato ayudar a las madres aunque fuera para garantizar las pensiones. El aumento de la natalidad pasa por el apoyo a las madres. No puede ser que la disyuntiva sea trabajar o tener hijos», reflexiona Belén Santacruz.

[90] Javier González Navarro, «El permiso de maternidad de 16 semanas en España es de los más cortos de la UE», *ABC*, 25 de marzo de 2017, en: <http://www.abc.es/economia/abci-permiso-maternidad-16-semanas-espana-mas-cortos-201703250058_noticia.html>.

Cuando llega el momento de volver a la oficina, las mujeres deberán decidir entre hacer juegos malabares para continuar con la lactancia, abandonarla o dejar su trabajo. Y casi nunca acaba tomándose la mejor decisión, sino la menos mala, que es lo más triste de esta disyuntiva. Si se decantan por seguir dando el pecho, lo que les espera es lo siguiente: dejar dosis preparadas con el sacaleches, pedir una reducción de jornada por lactancia y salir pitando de sus trabajos para alimentar a sus criaturas. «Es casi una heroicidad conseguirlo. Y las madres no tienen por qué ser heroínas, tienen derecho a ser madres», reivindica Susana Ares. Esta pediatra sabe de lo que habla: ella alargó la lactancia durante un año y, cuando tenía guardias, debía sacarse la leche en el baño del hospital. Belén Santacruz también tuvo que hacer equilibrios de funambulista para ampliarla un poco más. Y lo más triste del caso es que estamos hablando de dos prestigiosas profesionales que trabajan en un ámbito sanitario que fomenta la lactancia. Si eso les ocurrió a ellas, ¡qué no le pasará a la oficinista de a pie que quiera alimentar a su cría!

Compatibilizar lactancia y trabajo requiere de un sacrificio que algunas madres no pueden (ni deberían) asumir. Las otras alternativas son destetar al bebé o despedirse del puesto de trabajo. Muchas más mujeres de las que pensamos se decantan por la última opción: concretamente seis de cada diez.[91] Este dato, que desconocía hasta la redacción de este libro, me ha sorprendido y alarmado. Porque hay mujeres para las que su trabajo no tiene nada que ver con su realización personal, sino con aguantar a un grupo de mentecatos haciendo algo aburrido que ni siquiera esté bien remunerado. Y en esa situación, huir de ese entorno y disfrutar de su hijo les parecerá una opción atractiva. Para otras puede suponer incluso un período sabático en el que redirigir sus carreras. Pero ese grupo tan amplio también incluye a mujeres para quienes su carrera profesional es importante y

---

[91] Este dato se basa en el estudio sociológico "Somos equipo" de la Asociación Yo No Renuncio, que fue presentado por El Club de las Malas Madres y que incluyó 24.000 entrevistas a familias españolas. Este dato ha sido extraído del artículo MARTÍNEZ-CAMPO, Beatriz. 6 de cada 10 mujeres dejan su carrera para ser madres. 11-2-2017.

renunciar a ella les resultará duro. Mil veces he oído la frase «Dejé mi trabajo porque ganaba menos de lo que me costaba pagar a una canguro». Y ahí podríamos entrar en el debate de la discriminación salarial de las mujeres, que obviamente repercute en dicha decisión. Pero el dato que más sigue preocupándome es el de que el 58 por ciento de las mujeres aparca su carrera cuando son madres y que únicamente el 6,2 por ciento de los hombres hacen lo propio. Da qué pensar. Y me planteo un problema a más largo plazo: a no ser que todas las que elijan esta opción sean ricas herederas, se supone que pasarán a depender de los ingresos de sus maridos. ¿Qué ocurre si su relación hace aguas? Nadie quiere pensar en esta posibilidad, pero todos sabemos que muchos matrimonios no duran «hasta que la muerte nos separe». Yo, por ejemplo, estaba convencida de que mi unión era sólida, pero Padredelacriatura no debía tenerlo tan claro, pues acabó pidiéndome la separación de un día para otro cuando nuestro hijo no había ni cumplido dos años. Si hubiera dejado mi trabajo al nacer el niño, sinceramente no sé cómo hubiera podido enseñarle a vivir del aire.

A cuatro de cada diez mujeres, a las que siguen en su puesto de trabajo, tampoco les espera un camino de rosas, pues la tan cacareada conciliación familiar tiene más de teoría que de práctica. Con la crisis que hemos pasado, muchas son las empresas que no están por la labor de perder horas de producción porque tal trabajadora tenga que irse a urgencias con su hijo. La ley intenta proteger a las mujeres mediante la posibilidad de solicitar una reducción de jornada hasta que el niño tenga doce años, y, una vez se tramita, la trabajadora no puede ser despedida. Pero en muchas compañías resultará bastante difícil que la trabajadora en cuestión ascienda cuando puede dedicar menos horas que sus compañeros.

Hace poco quedé para tomar algo con Profesorahiggins, que andaba preocupada por el trabajo. Ella es fotógrafa y trabaja como autónoma, pero siente que se ha quedado encasillada. De repente me formuló una pregunta que me hizo reflexionar:

—¿No crees que nosotras y nuestras amigas hubiéramos llegado más lejos si no hubiéramos sido madres?

La expresión «llegar más lejos» poco tenía que ver con la ambición o la competitividad. Incluía opciones diferentes para cada una: desde cobrar más hasta tener un cargo de responsabilidad, pasando por conseguir un trabajo más apasionante o cierto reconocimiento.

Hasta que Profesorahiggins me hizo esa pregunta ni me lo había planteado. Entre las dos repasamos las carreras de nuestras amigas, a las que tampoco les iban especialmente mal las cosas, y nos dimos cuenta de que probablemente hubieran sido muy diferentes si no se hubieran reproducido. Es muy difícil saber si hubieran sido mejores o peores, si les conferimos talentos que tal vez no tengan o los poseen y han sido minimizados por su maternidad. Pero en todos los casos había un denominador común: habían discurrido de forma diferente por el hecho de ser madres.

Y pensé en mí. Desde el principio sabía que, si era madre, el proyecto profesional que tenía en aquellos momentos se truncaría, y por eso tal vez había aplazado tantas veces la decisión. Estaba abriéndome camino haciendo documentales para algunas oenegés en países en vías de desarrollo y con los montajes audiovisuales. Con el tiempo aspiraba a realizar alguno para alguna productora, pero para llevarlo a cabo tenía que viajar, y mucho: el tiempo mínimo que creo que debes permanecer en un lugar para realizar algo que valga la pena son quince días, treinta me parece más completo, y hay proyectos que pueden extenderse hasta tres meses. Y eso es bastante incompatible con ser madre. No quiero quejarme ni echar la culpa a la maternidad por no haberlo hecho. Tal vez hubiera descubierto que no servía para ello, que era la Ed Wood del documentalismo social o que no me llenaba tanto como imaginaba. Cuando tuve a mi hijo supe que mi carrera debía encarrilarse hacia la prensa escrita, que también me apasiona. Y a escribir este libro. Estuve aceptando todo tipo de trabajos para ahorrar el dinero que me permitiera tomarme unos meses sin más ocupaciones que redactarlo y, justo cuando lo conseguí, a principios de 2011, me ofrecieron un puesto de redactora jefe en una revista de difusión nacional. Mi hijo tenía seis meses y yo me estaba volviendo loca intentando cuidarlo y entregar mis artículos a tiempo. Así que fue una alternativa muy buena. Pero respondiendo a la pregunta de Profesorahiggins: sí, mi carrera profesional habría sido diferente, aunque no sé si mejor o peor. He tardado seis años en escribir este libro y quizá ello me haya servido para madurar más algunas ideas. En aquella revista sabía que difícilmente progresaría, por muchas razones, no solo por el hecho de ser madre, aunque también fuera una de ellas. Pero tampoco había sido nunca mi prioridad.

¿Existe la conciliación familiar? Por las experiencias que me explican la mayoría de personas que conozco, no mucho. En la empresa en que trabajé durante siete años, diría que escasa. Me permitían, por ejemplo, entrar dos días a la semana media hora antes para poder salir también antes y así recoger a mi hijo en el colegio. Pero también hay circunstancias en que no resultaron tan *progenitores-friendly*. Una vez mi hijo tuvo una otitis terrible y se pasó el día con mi madre. Como la oficina quedaba muy cerca de mi domicilio, fui a verlo a la hora de comer. Y justo cuando estaba a punto de regresar a la redacción, tuvo un ataque de dolor terrible que le provocó lloros y alaridos desconsolados. Le di la medicación y conseguí tranquilizarlo. Miré el reloj: eran las 15:05 y tenía una reunión muy importante a las 15:00. Escribí un mensaje a mi jefe explicando lo que me había pasado y corrí como si entrenara para una maratón. Sudorosa y taquicárdica —no soy muy dada a las carreras—, alcancé la meta de la puerta de mi oficina exactamente a las 15:10. Me encontré a mi jefe solo, esperándome en la sala de reuniones y con cara de pocos amigos. Me comunicó que había desconvocado la reunión por mi culpa, que no era profesional retrasarse por la razón que fuese y que debido a ello todos mis compañeros tendrían menos tiempo para realizar el trabajo que iba a encargarnos. Intenté argumentar que podían haber empezado sin mí o que la reunión podía empezar diez minutos tarde, pues todo el equipo seguía estando allí, pero no hubo manera de que cambiara su decisión. Yo no había sido profesional y debía pagar por ello. Y no solo yo, sino todo el equipo. Temía que mis compañeros me odiaran, pero por suerte la mayoría son padres y el resto, personas comprensivas, y entendieron que si te dan a elegir entre dejar a tu hijo bramando o llegar diez minutos tarde, escogerás lo segundo. Y confieso que si hubieran sido treinta minutos también habría elegido esa opción, aunque ello vaya en detrimento de mi profesionalidad. Historias de este tipo, e infinitamente peores, suceden a diario en todas las oficinas del mundo.

Y hay otras mucho más sutiles, de esas que no dejan marcas y que, por tanto, son más difíciles de demostrar. Los llamados «micromachismos», que sustentan el machismo de una forma sutil y sibilina.

Cuando hay gestas tan importantes por las que batallar, como la discriminación salarial, ponerse de uñas por estas cuestiones parece una pérdida de tiempo, pero no lo es. Por ejemplo, detecté durante los años que trabajé en aquella redacción lo que ocurre cuando un padre solicita ausentarse de su puesto por cualquier motivo relacionado con sus vástagos. La percepción que se tiene de ello en el ámbito laboral es muy diferente a la de una mujer que haga lo mismo. Estadísticamente, ellos lo hacen en menos ocasiones que nosotras, lo que juega a su favor. Pero se da por supuesto que si un hombre ha de orillar sus obligaciones profesionales es porque la cuestión es grave y él es un buen padre. En cambio, cuando es una mujer quien lo requiere, pende sobre ella la sospecha de que es una madre histérica y sobreprotectora para la que el trabajo es poco menos que un *hobby*.

Y yendo un poco más allá en esta cuestión: ¿a quién suelen llamar los profesionales de la educación cuando un alumno está enfermo? ¿Al padre o a la madre? Todos conocemos la respuesta. ¿Se trata de micromachismo o de sentido práctico? Una profesora que tiene una clase atestada de niños no puede perder tiempo haciendo más de una llamada, y sabe por experiencia que en la mayoría de casos será la madre la que salga disparada hacia el colegio. Sin embargo, no por ser la opción más práctica deja de perpetuar este micromachismo.

En reuniones escolares, yo misma he oído a una profesora muy progresista y feminista decir: «Y ahora vamos a hablar de una cuestión que os interesa a todos, sobre todo a las madres: los *tuppers* que tienen que traer vuestros niños para desayunar y merendar». Y he sentido tanta tristeza porque se diera por hecho que las mujeres asumían esa labor como por el hecho de que se discriminara a los padres que lo hacen. Mientras los aspectos prácticos de la crianza de los hijos sean «cosa de madres», muchas profesionales languidecerán y muchos padres dejarán de forma parte de ella.

LA TETA QUE NO CESA... NI QUIERE HACERLO

Demos por cerrado este pequeño paréntesis sobre atribuladas progenitoras trabajadoras y situémonos en las antípodas. Imaginemos a una mujer cuya situación vital le permite alargar su lactancia y no tiene ningún conflicto con el tema laboral. Además, ella lo disfruta, está convencida de que es lo mejor para su bebé y no le supone ningún sacrificio. ¿Estará libre de las presiones sociales? Pues tampoco. Deberá enfrentarse a unas cuantas más y algunas de ellas bastante desagradables. La primera ya se ha descrito: deberá zafarse de los que esperan que vuelva a ser «la mujer disponible». Pero imaginemos que sale airosa del trance y que consigue que le resbalen las exigencias ajenas. Pues bien, se convertirá en una madre sobreprotectora, tendrá que oírse que está enmadrando a su hijo y, por supuesto, que es una hippy. Y, como he apuntado al principio del capítulo, calificarlas de hippies no es aleatorio, tiene que ver con la corriente del feminismo ecológico en la que la susodicha puede o no militar.

Para entender esta cuestión haré un somero repaso a las tendencias del feminismo. Generalizando mucho, el clásico, el que bebe de las fuentes de Simone de Beauvoir, lucha por la igualdad, para que la mujer tenga los mismos derechos que el hombre. Y en sus raíces no pudo dejar de ver la maternidad como un engorro que impedía la realización femenina. En cambio, el ecofeminismo —un paraguas que alberga diversas corrientes— considera que la mujer siempre ha tenido más contacto con la naturaleza, y el hombre con la cultura. La cultura o la razón se han impuesto a la naturaleza o la intuición como modo de dominación. Su reivindicación no es igualarse al hombre, sino que se respete la diferencia de la mujer. Se quiere proteger esa divergencia, en lugar de seguir reprimiéndola. Todo esto tiene que ver con lo descrito al principio del capítulo sobre la necesidad que hemos tenido a lo largo de los siglos de ir borrando las huellas del animal que somos. Estas mujeres reivindican, sin ambages culturales, su naturaleza más mamífera.

Ese mayor contacto con la naturaleza y ese respeto a la diferencia pasa por seguir sus procesos de forma genuina, lo que incluye desde el parto natural hasta la lactancia prolongada. Son un grupo más minoritario que el de las que, sin filosofía que las sustente, intentan llevar su vida como buenamente pueden, aferrándose a los logros conseguidos y cargando con su dosis de culpa. La diferencia es que las «ecológicas», aunque sean menos, están más unidas, están alzando las voces e intentando cambiar las cosas. Les queda mucha lucha por delante, y mi esperanza es que en el fragor de la batalla no olviden que defender no es atacar y que al final cada madre hace lo que le viene en gana o lo que puede.

Este movimiento es prolactancia. El término no acaba de convencerme, porque es como si las otras fueran «antilactancia», y no creo que nadie esté en contra del amamantamiento; simplemente hay mujeres que no pueden o no quieren llevarlo a cabo. Pero, con el panorama desolador al que se enfrentaron en sus inicios, con una teta denostada en favor de un bote, se entiende la elección del término. Y entre este grupo también hay un grupúsculo, todavía más reducido, de partidarias de la lactancia prolongada.

Debo matizar que en este capítulo he empleado el término «lactancia prolongada» con cierta ligereza y ambigüedad. Teniendo en cuenta que el 75 por ciento de las españolas que la inicia la abandona antes de los seis meses, llegar a ese período y, además, combinarla con la ingesta de alimentos por parte de los bebés durante dos años, ya es prolongarla más allá de lo que lo hacen la mayoría de féminas. Por ello, en ocasiones he hablado de prolongar la lactancia refiriéndome a completar este período de dos años. Pero si nos ceñimos a la definición canónica, la lactancia prolongada es la que supera los dos años (aunque la Asociación Española de Pediatría también la utiliza para el año) y la practican aquellas madres que pueden alimentar a sus hijos hasta que son más niños que bebés. Es una opción minoritaria, pero todas las experiencias que he leído de las madres que han decidido llevarla a cabo no pueden ser más satisfactorias, porque evidentemente una mujer no pasa años dando el pecho si no lo disfruta. Me pregunto lo mismo que he estado preguntándome a lo largo del libro: ¿perjudica eso al niño? Claro que no. ¿Le procura beneficios físicos constatables? No se ha comprobado que así sea. Por ejemplo, según un estudio de la Sociedad Francesa de Pediatría, los beneficios probados de la lactancia materna, si se realizaba de forma exclusiva y durante tres meses, son que «disminuye la incidencia y la gravedad de las infecciones digestivas, ORT (otorrinolaringología) y respiratorias. Se trata del principal beneficio sanitario de la lactancia materna, responsable de una disminución de la morbilidad y la mortalidad del lactante, incluso en países industrializados». Pero la constatación científica que propone este organismo científico caduca a los tres meses. Y la OMS, como ya se ha señalado, recomienda lactancia exclusiva hasta los seis meses y combinada hasta los dos años. Más allá de ese período, nos adentramos en pantanosas aguas en que la ciencia no puede establecer un dictamen claro. Como se ha explicado en el capítulo, son muchos los factores que influyen en el crecimiento, por lo que atribuir de manera inequívoca a la lactancia prolongada un beneficio o un perjuicio resulta tan gratuito de enunciar como difícil de demostrar científicamente.

La mayoría de las madres que escogen esta opción suelen basar su decisión en los beneficios psicológicos para el bebé. Y sus detractores se dedican a atacarlas arguyendo que una lactancia prolongada justo puede causar problemas psicológicos en la edad adulta. Este punto se desarrollará más adelante, pues las críticas que reciben son en algunos casos bastante delirantes. Entre los principales beneficios psicológicos, se habla del estrecho vínculo que se crea entre madre e hijo, que podría procurarle mayor autoestima en la edad adulta. En cambio, los que cuestionan esta opción aseguran que fomenta la falta de autonomía. Y es aquí donde deberíamos dejar de buscarle tres pies al gato y permitir que cada fémina haga con su pecho lo que le plazca.

La pediatra Isolina Riaño Galán, del Hospital Carmen y Severo Ochoa de Cangas de Narcea, en Asturias, expone en un artículo:[92] «Diversos estudios describen los beneficios psicológicos de la lactancia materna prolongada, si bien sin duda el entorno y las características de las madres que amamantan contribuyen a ello. Parece indudable que la lactancia prolongada proporciona no solo alimento, sino consuelo, ternura, comunicación entre madre e hijo. A pesar de muchos prejuicios populares en relación con la lactancia prolongada, no existe evidencia para sostener que la lactancia materna prolongada se asocie con problemas de desajuste social, sino más bien al contrario».

---

[92] Isolina Riaño Galán, «Lactancia materna prolongada: ¿tiene inconvenientes?», *Infancia: educar de 0 a 6 años*, núm. 134, 2002, pp. 35-40.

El entorno vuelve a ser la clave, el cual no depende exclusivamente del pecho. Por tanto, desde mi punto de vista, debería ser tan lícito que una mujer decida darle el pecho a su hijo hasta que le venga en gana como que lo retire cuando le suponga un engorro. La filosofía que defiendo es que han de hacerse los mínimos sacrificios —sobre todo si vienen impuestos— , y si para una madre dejar de amamantar supone uno, quitémosle hierro a la situación. Eso sí: sin buscar coartadas pseudocientíficas que avalen la decisión por un futuro beneficio para el bebé. Perjuicio no tiene, pero el beneficio que se debería reivindicar es el de la satisfacción de la mujer que escoge esta opción.

Las críticas que les llueven a estas madres no son pocas. Descuidan sus carreras, crean un vínculo tan cerrado con su hijo que es difícil que el padre acceda, crían hijos dependientes o renuncian a tener unos senos turgentes. ¿Y qué? Hay mujeres para las que, dada su escala de valores, esto carece de importancia. Una madre que ha preferido recortar su lactancia no debería mirar por encima del hombro a la que la alarga, del mismo modo que esta tampoco debería criticar a la otra. Cada una es conocedora de sus circunstancias, sus prioridades y su forma de ver la vida, y eso es intransferible.

Las madres de pecho disponible reciben ataques beligerantes e incluso surrealistas. Cuando estaba documentándome para escribir este libro, leí varias noticias sobre un médico que había publicado un manual en que hablaba de la lactancia como esclavitud y aseguraba que con cuatro meses de dar pecho había más que suficiente. Tuvo un sinfín de críticas, muchas «madres ecológicas» se presentaron en las librerías en las que firmaba su libro dando pecho para boicotearlo. *A priori*, me pareció una voz que se desmarcaba de la corriente imperante y por ello me interesó conocer sus argumentos. Me costó encontrar su obra, pero al final me hice con ella e inicié la lectura imaginando que podía ser provechosa para restar culpabilidad a las que cuelgan la teta. Sin embargo, pronto descubrí que, más que una defensa de las mujeres que quieren escaquearse de la lactancia, se trataba de una diatriba contra las que libremente decidían amamantar más tiempo a sus hijos. No voy a citar ni el libro ni al autor, pues no me parece ético criticar a otro escritor. Me aferraré al hipócrita argumento según el cual se dice el pecado, pero no el pecador. Pero me gustaría recoger alguno de sus ataques, que no pueden ser más furibundos y menos demostrables científicamente. Según este especialista, una lactancia prolongada, más allá de los dos años provocaba propensión a la adicción al alcoholismo y las drogas, futuras enfermedades psico-psiquiátricas, baja autoestima, complejo de Edipo y —en este momento cerré el libro— mayor tendencia a la homosexualidad. No es por restar importancia a las desmedidas críticas anteriores, pero en el siglo XXI, considerar la homosexualidad un problema me parece pasarse de castaño oscuro. Y en el caso de los hijos varones adquiere tintes irónicos: dar mucho pecho provoca que a un hombre no le gusten los mismos en la edad adulta.

Todas estas acusaciones tienen una intención más peligrosa de lo que parece: abren la veda para poder decirle a una madre lo que debe hacer con el pretexto de estar protegiendo a un ser indefenso. «¡Deja de darle pecho ya, que estás convirtiendo a tu hijo en un yonki!», braman estas desquiciadas disquisiciones. Y donde empieza la protección del menor por razones injustificadas, acaba la libertad de la madre.

A la sazón, estas progenitoras cuentan con la iconografía en contra. La imagen de una mujer amamantando a un niño crecidito es chocante y contiene una carga perturbadora. Es una cuestión meramente cultural que en muchos casos se ha aprovechado para dotarla de un contenido psicótico. Por ejemplo, en la serie de *Juego de tronos,* uno de los personajes, Lysa Tully, muestra varios rasgos cercanos a la locura y mantiene una relación edípica con su hijo, que es un sádico en potencia. En una de las escenas, vemos a Tully, en su trono, amamantando al niño, que deberá tener unos seis años. Esta escena —idéntica a la que describe George R. R. Martin en la novela río *Canción de hielo y fuego* en que se basa la serie— tiene una intencionalidad clara y efectiva desde el punto de vista argumental. Muestra visualmente la enajenación de sendos personajes. Y conlleva un daño colateral no menos claro: incluye en el mismo desquiciado saco a las madres que amamantan a infantes sin pañales.

La Asociación Española de Pediatría, conocedora de la estigmatización que padecen estas madres, acude en su ayuda: «El mayor problema de la lactancia materna más allá del año de edad es el rechazo social y profesional por prejuicios o desconocimiento de la evidencia científica actual. Es importante que cada familia y cada madre tome decisiones informadas. Si es su deseo continuar con la lactancia, el deber de los profesionales es apoyarles en su decisión y darles herramientas para superar las dificultades que puedan surgir».[93]

En definitiva, la información es poder para todo tipo de madres: para aquellas que quieran finiquitar la lactancia y para las que quieran prolongarla. Pero no vale cualquier información, sino la de los especialistas que realmente saben de lo que están hablando y no se dejan llevar por tópicos ni clichés. Y también sería muy útil que se inventaran unos tapones invisibles para dejar de escuchar a los afectados por el virus lagentequenocalla.

Este capítulo ha sido revisado por:

Susana Ares, pediatra y secretaria del Comité de Lactancia de la Asociación Española de Pediatría.

Belén Santacruz, jefa de Ginecología y Obstetricia del Hospital Universitario de Torrejón de Ardoz.

[93] Marta Gómez Fernández-Veguez, «Lactancia materna en niños mayores o "prolongada"», publicado por el Comité de Lactancia Materna de la Asociación Española de Pediatría, 2015.

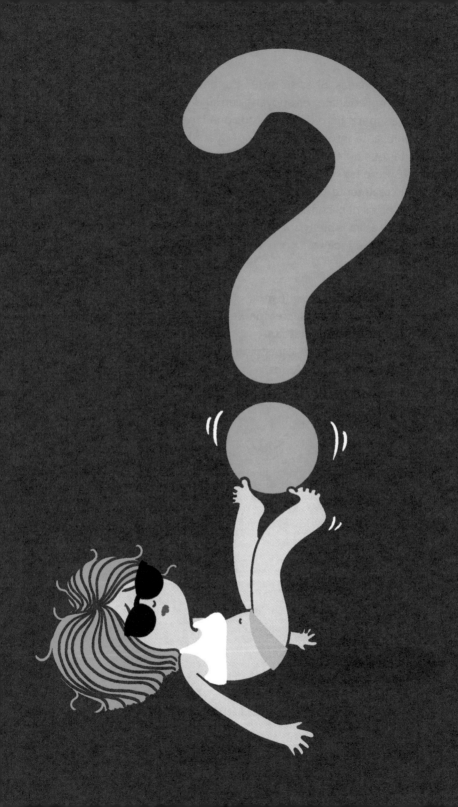

¿Y AHORA QUÉ?

Mil formas (y todas inventadas)
de arruinar el futuro de tu hijo

Cuando comprobé que mi hijo había sobrevivido sin ningún desperfecto visible a seis meses de tenerme como madre, estuve a punto de bailar un zapateado. Y cuando fui consciente de que a la sazón una servidora no había sufrido ninguna alteración psicológica tipificada, experimenté una dicha sinfín. El primer medio año se me antojaba una meta épica y hubo lóbregos días en que creí que jamás la alcanzaría. Y ahí estaba yo, traspasando aquella pírrica fecha, ufana por haberme convertido en una madre capaz de desenfundar toallitas húmedas más rápida que Billy el Niño, cambiar pañales con el bebé dando volteretas en el aire y bañarlo como quien lo pasa por un túnel de lavado. Bueno, estoy exagerando, seguía siendo la misma patosa redomada de siempre, pero había salido airosa del trance y eso me reconfortaba.

Los seis meses marcan un sutil cambio. El bebé ya no es novedad, ni para las tediosas visitas de compromiso ni para una misma, que ya no se sorprende cada mañana por encontrarse con un bebé al lado. Es como si pasada esa fecha, la rutina, que ha dormido en esos meses, empezara a desperezarse y la vida adquiriera una sosegada normalidad. Tenía que compartir aquello con alguien, así que cogí el teléfono.

—Profesorahiggins, el nene acaba de cumplir seis meses. ¡Y sigue vivo!

—Pues claro —respondió sin demasiado entusiasmo.

—¡Y yo no me he vuelto loca! —me aventuré a decir esperando que aquel argumento de peso despertara su empatía.

—Marga, esta llamada no es de una persona muy equilibrada —argumentó con sorna—. Y ahora no sabes lo que te espera: los dientes, el cambio de alimentación... Lo que has pasado no es nada. Espérate a llegar al año o al año y medio. No sabes la que se te viene encima.

Profesorahiggins, con los años, se ha convertido en una madre un tanto tremendista. De hecho, llevamos casi siete manteniendo conversaciones en que se dedica a vaticinar los sinsabores que me aguardan con el crecimiento de mi hijo. Cuando yo le explico algo que me ha pasado con él, su respuesta más habitual es: «Ay, eso no es nada, no sabes lo que te espera». Siempre he llevado muy mal que minimicen mi dolor y, sobre todo, que me pinten escenarios futuros desoladores. Esa es una actitud muy común entre las madres con vástagos mayores que el tuyo. ¿Es que no hay al menos un rinconcito de esperanza en el futuro? ¿Es que toda la vida como madre consiste en quejarse y aspirar a poder quejarse de situaciones peores? A veces pienso que, si le dijera a Profesorahiggins que mi hijo ha tenido una pelea en el patio, con la misma voz monocorde me respondería: «Ay, eso no es nada, pronto le esperarán navajeros en la puerta de la escuela». La falta de optimismo en la maternidad, esa forma de vivirla como una condena, como una sucesión de pantallas crispantes, me deprime sobremanera. Y un día, mucho después de aquella conversación, decidí decírselo a mi amiga.

—Oye, ¿no hay nada bonito en la edad que tiene ahora tu hijo?

—Claro que sí. ¿Por qué dices eso? —respondió ofendida Profesorahiggins.

—Pues porque cada vez que te cuento algo, me respondes que de aquí a un año será mucho peor. Nunca me explicas las cosas divertidas que se viven a esa edad.

—¿Seguro? Igual exageras... —Hizo una pausa reflexiva—. ¡Uy! ¿Me he convertido en una de esas madres? ¿De las que criticábamos cuando no teníamos hijos?

—Siento decírtelo, pero sí.

—Haces bien en avisarme. ¿Crees que tiene remedio? —quiso saber angustiada.

—El tuyo es un caso avanzado, pero no creo que todavía tengan que operarte —contesté siguiendo con nuestro humor surrealista.

Profesorahiggins mejoró un poco, pero sé que le encanta lamentarse de su condición de madre y sospecho que sigue haciéndolo con otras amigas menos picajosas que yo. Y no es la única. Tras el parto de mi hijo descubrí que uno de los deportes preferidos de las madres es quejarse y que algunas se convierten en atletas de élite de esta modalidad.

LA MATERNIDAD COMO VICTIMISMO

La maternidad es el caldo de cultivo de la queja, que acaba convirtiéndose en una especie de medalla de guerra que lucen algunas progenitoras. Es humano lamentarse con las amigas de que no has podido dormir en toda la noche o que tu hijo está especialmente rebelde durante esos días. Pero cuando el lamento se transforma en el único tema de conversación, la maternidad se convierte en un blues al victimismo. Al principio, los soliloquios de las madres cuando se ponían a desgranar los terribles escollos que habían superado me producían cierta inquietud. ¿Sería yo capaz de afrontar aquellos trances? Con el tiempo y por acumulación, lo único que me generan es sopor.

Conozco a bastantes progenitoras con quienes debo hacer esfuerzos para no echar una cabezadita. Lo que más me asombra de esos casos es su falta de empatía hacia los problemas ajenos. Se supone que, si una lo ha pasado tan y tan mal, entenderá perfectamente lo que le ocurre a otra mujer que esté en una situación similar. Esas eran las reglas del juego antes de que mi barriga creciera. Ahora la empatía y la complicidad tácitas se han acabado y han dado paso al griterío egocéntrico. Y al «yo más».

Reproduciré una situación tipo que estoy segura de que más de una madre reconocerá. Una intenta comentar algo que le ha sucedido con su hijo y, antes de concluir la historia, otra madre relata una historia aún peor que ha vivido ella. Porque siempre es infinitamente más horrible. Y ella siempre ha tenido que asumir un papel heroico y sacrificado que la ha convertido en una especie de Juana de Arco. Porque lo que tú has vivido ha sido poco menos que una bagatela en comparación con lo suyo. A los hijos de estas siempre les han acontecido sucesos más tremebundos que al resto de los de las madres que estén presentes en ese momento. Y miras a los pequeños, que parecen estar bien, y te preguntas cómo han podido sobrevivir a tanto desastre. Son auténticos Rambos de la infancia. Deberían reclutarlos para las Fuerzas Especiales en cuanto acabaran primaria.

Es curioso: estas madres lo saben todo sobre la maternidad y el cuidado de los niños, absolutamente todo. Y si tú les explicas, por ejemplo, que tu niño está llevando a cabo un tratamiento, aún no te ha dado tiempo de detallar en qué consiste cuando ellas ya lo han echado por tierra y te han recomendado otro que es mucho mejor. Si te atreves a decir que estás planteándote apuntarlo a cualquier disciplina deportiva, tienen argumentos para demostrar que es muy desaconsejable y que ellas saben lo que tu hijo debería hacer. Eso sí, te detallarán el sacrificio que supone que su vástago realice esa actividad, por lo cara que resulta, por el tiempo que invierten llevándolo hasta donde se realiza o por cualquier otra razón. Siempre es difícil y ellas siempre están dispuestas a asumir el sacrificio. Eso sí, no lo hacen sin rechistar, sino a lamento pelado.

Personas victimistas las hay en todos los ámbitos, lo que sucede es que en la maternidad se ven fortalecidas, pues poseen una justificación: el bienestar de un ser indefenso. Cuando oigo historias de este tipo, no puedo evitar preguntarme hasta qué punto estas gestas eran imprescindibles para la supervivencia del niño o solo servían para engrandecer su leyenda de abnegada madre.

Todas las madres en algún momento nos quejamos, pero me parece muy triste que el lamento sea la bandera que pretendemos enarbolar para definirnos.

LA MATERNIDAD COMO ORGULLO

Otro estandarte que tampoco me agrada lo más mínimo es el del orgullo desmedido y sustentado en la precocidad del niño. Estoy convencida de que la precocidad está sobrevalorada. Muy sobrevalorada. Queremos que nuestros hijos e hijas lo hagan todo lo antes posible para demostrar que están más preparados y que estamos educándolos mucho mejor que el resto. Anhelamos que nuestros descendientes sean los primeros en tener los primeros dientes, pronunciar las primeras palabras o dar los primeros pasos. Las madres alardean de estos logros, que demuestran lo bien que lo han hecho y lo espabilados que son sus vástagos. Cuando mi hijo era pequeño, me angustiaba con esa precocidad que él no alcanzaba. Llegaba a plantearme si le ocurría algo, pues parecía que vivíamos en un mundo donde hacer las cosas a la edad que tocaba demostraba que podía padecer algún problema. Por ejemplo, mi hijo caminó bastante tarde y yo me preocupé pensando que quizá le pasaba algo. Notaba la compasión en la mirada de las otras madres. Pero, tras explicar mi preocupación, a renglón seguido me recordaban lo pronto que había empezado el suyo a caminar. Sembraban la duda de si yo estaría equivocándome en algún aspecto o de si a él le ocurría algo que no era normal. Ahora, evidentemente, mi hijo camina tan bien como el que empezó a hacerlo justo al salir del vientre de su madre. Muchas siguen, años después, recordando la precocidad de sus hijos a la mínima que se les presenta la ocasión. Con el tiempo he trasformado la preocupación que me produjeron esos comentarios en un cinismo provocador. Cuando estoy rodeada de adoradoras de la precocidad, simplemente dejo caer: «¿Sabíais que Albert Einstein empezó a hablar a los cuatro años?». Fin de la conversación. Consigo que se cambie de tema como por arte de magia.

La carrera de la precocidad sigue su debocado curso a lo largo de todas las etapas del crecimiento. He oído asegurar a unos padres, y juro que no lo invento, que su hija había leído *La metamorfosis* de Kafka con cinco años. O a otros contar que su descendiente, con tres años, colocaba los DVD que quería ver en el reproductor. Y no digo que no sea cierto, pero lo que me molesta es que todas esas afirmaciones tienen un tufillo a «Mira, estoy haciéndolo mucho mejor que tú».

Y ese tufillo desgraciadamente es cultural y llevamos desde el siglo XVIII acarreando con él. Es un modo de protección a todas las críticas que las madres recibieron y siguen recibiendo. La mejor defensa, en estos casos, es una prueba de precocidad. Durante siglos, la madre ha sido la culpable de todo lo que le ocurría a su hijo. Como ya se ha explicado, hasta las malformaciones podían ser responsabilidad de los pensamientos que esta hubiera tenido en el embarazo. Y si los vástagos daban de bruces en la cárcel, se debía a la educación que sus madres les habían procurado, seguramente desde que estaban en el útero. Hoy en día esa presión continúa de una forma más sutil: el niño se constipa porque la madre no lo abriga (lo que cualquiera se siente en su derecho de advertirle), el pequeño es un consentido porque su madre le da de mamar a todas horas (al respecto de lo cual cualquiera puede afearle la conducta a la señora) o el vástago no quiere quedarse a dormir en casa de sus amigos porque su madre lo sobreprotege (por lo que cualquiera puede darle lecciones de educación a la progenitora).

Para huir de tantos dedos señaladores, las madres tienden a demostrar: a) que hacen grandes sacrificios; y b) que sus hijos son más precoces y, por tanto, están haciéndolo mejor que las demás.

Me fatigan esas conversaciones entre madres, esa competitividad que debería en algún momento de la historia tornarse en solidaridad y esa imposición airada de formas de educación que debería convertirse en respeto a la diferencia. Antes de ser madre, cuando imaginaba lo que tendría que afrontar, nunca consideré que pudiera suceder esto. Y tampoco la que se avecinaba cuando mi hijo cumpliera los seis meses. Lo que me dijo Profesorahiggins, por muy catastrofista que se hubiera puesto, era cierto. No tenía ni idea de lo que me esperaba. Cuando mi vástago cumplió el medio año y empecé a relacionarme con otras progenitoras, descubrí a las quejicas y las orgullosas. Pero también tuve que enfrentarme a un rebrote del virus lagentequenocalla. Porque, si en el embarazo y la lactancia todo el mundo aconseja como si tuviera un título en medicina, en la crianza todo ser vivo parece tener un *cum laude* en educación infantil. Las primeras decisiones que debes tomar en este sentido se convierten en un campo abonado para el sacrificio indiscriminado, la culpabilidad gratuita y el debate encendido.

NUEVAS DECISIONES

«A los seis meses los niños deben acostumbrarse a estar en su propia habitación», «Los bebés deben poder dormir con sus padres, para sentir el apego, todo el tiempo que quieran», «Los chupetes son malísimos, jamás deberían utilizarse», «Los chupetes ayudan muchísimo y deben emplearse mientras se necesiten», «A los niños se les ha de poner límites», «Los pequeños deben descubrir sus propios límites», «Hay que dejarlos llorar hasta que se duerman», «Hay que atenderlos al primer conato de llanto»... Y así podría pasarme páginas y páginas escribiendo aseveraciones contradictorias que cualquier madre se verá obligada a escuchar. Es más, seguro que cada una de estas afirmaciones cuenta con un estudio realizado por una prestigiosa universidad norteamericana que la refrenda, porque en la actualidad hay estudios para todo. Probablemente miles de madres en todo el mundo intentan seguir algunas de esas recomendaciones, se angustian si no lo consiguen y en ocasiones se sacan los ojos, figuradamente, con quienes mantienen la postura contraria.

No voy a defender una posición ni otra, pues no soy médico, no me dedico a la investigación en las universidades norteamericanas y me parece de un gusto pésimo eso de sacarse los ojos. Como todo el mundo, también yo hice lo que pude. Tuve que oír innumerables recomendaciones, pues todo ser viviente se precia de poseer una fórmula infalible. Pero, desgraciadamente, las fórmulas y la crianza no hacen buenas migas. Lo que funciona con un bebé, hace aguas con otro. Lo que para una familia es coser y cantar, para otra supone un esfuerzo titánico.

Tuve que tomar una serie de decisiones que en ocasiones me funcionaron, pero en otras fueron un fracaso estrepitoso, como les sucede a todos los padres. Ni más ni menos. El único criterio que seguí fue que resultaran prácticas teniendo en cuenta la situación de mi familia en ese momento y que una vez escogidas no se cambiaran por un tiempo prudencial. Este último punto me parece muy importante, pues hay muchos padres que todas las semanas estrenan un flamante método (para que sus hijos coman mejor, duerman o dejen el pañal) y si no obtienen los resultados esperados, se frustran con demasiada celeridad. Así que adoptan otro diferente y, desde mi punto de vista, de este modo solo se consigue confundir al niño, que necesita sus tiempos para comprender lo que está ocurriendo. Y también acaba atacando a los padres, que se desesperan al ver que no dan con la piedra filosofal.

Una de las ventajas impagables que presentan los bebés es que no pueden intercambiar información entre ellos. Esa es una suerte de la que disfrutamos los padres por un tiempo muy limitado. Cuando lleguen a la adolescencia y empiecen a bramar por un móvil porque sus compañeros de clase lo ya tienen, la situación cambiará radicalmente. Pero un recién nacido no acostumbra a alternar con otros de su edad ni a debatir si a él le permiten dormir con sus padres o no o le dan la teta hasta que se duerma. Así que lo que vivan será su realidad. Y vale la pena aprovechar esa ventaja con fecha de caducidad. Y ser lo más coherente posible a la hora de introducir alguna pauta.

En cuanto a lo que se decida, cada uno sabrá mejor que nadie cuál es su situación y su forma de ser. Pongamos un ejemplo del que se habla mucho, el colecho —o sea, dormir con los niños—. Unos lo recomiendan para aumentar la autoestima y otros lo atacan, pues lo consideran una máquina de producción de niños dependientes. Yo soy muy escéptica en estas cuestiones. Me parece imposible saber si la autoestima de un adulto o su talante dependiente se originó por esa decisión. Si el niño, después, padece *bulling* en el colegio, tal vez acabe con el ego por los suelos por muchas noches que pasara acurrucado a la vera de sus hacedores. Y si tiene la suerte o la desgracia de ir topando a lo largo de su vida con personas que le solucionen la papeleta, tendrá bastantes números para no ser la persona más independiente del planeta, aunque se mudara de habitación al mes de nacer. ¿Tiene que ver todo eso con una cama? Lo dudo, pues la educación va más allá de las decisiones logísticas. Los límites, el apego, la sobreprotección o la disciplina no yacen en un lecho ni se esconden en un chupete, sino en una forma de actuar. Para mí, estos son únicamente detalles a los que le damos una importancia desmedida. Nos quedamos con la estética en vez de con la ética.

Continuando con el mismo ejemplo, el hecho de decidir que el niño duerma o no en su propia cama no me parece una decisión filosófica ni didáctica, tiene más que ver con la comodidad que pueda conseguirse. Quizá el pediatra recomiende el cambio de habitación a los tres meses o a los dos años. ¿Qué pasa si la pareja ya no puede más por la razón que sea y decide trasladar al bebé antes de ese tiempo a sus aposentos? Pues seguramente todos los miembros de la familia estarán más contentos que forzándose a cumplir con un calendario que no contempla sus necesidades. Y también puede ocurrir lo contrario, que los miembros de una familia hayan decidido adoptar el colecho como método de crianza. Sus conocidos los tildarán de hippies, criticarán que la pareja haya sacrificado su intimidad y escrutarán a los niños para dar con supuestas conductas que denoten su dependencia. ¿Alguno de los que los apunta con el dedo se ha metido en la cama con ellos? ¿Han experimentado lo que significa esa decisión para esa familia?

Hace poco, hablando con una amiga, me confesó con voz queda: «Yo alargué demasiado el colecho. Mi hija estuvo en nuestra cama casi dos años. Pero es que llegaba a casa agotada, tenía muchísimo trabajo en esa época y me veía incapaz de pasar noches en vela para conseguir que se acostumbrara a dormir sola». Me dolió su forma de disculparse y la culpabilidad que denotaba, pues seguramente se había pasado ese año repitiéndose a sí misma que era una madre execrable por no pasarlo mal al adoptar una decisión en un momento en que no podía asumirla. Yo, que suelo conocer a gente bastante pintoresca, todavía no me he topado con un adulto que siga pernoctando en la cama con sus progenitores, así que tan grave no debe de ser.

Mi hijo, por ejemplo, a los tres meses ya se había independizado a su habitación. Padredelacriatura roncaba espasmódicamente, como un león enjaulado, y el niño se despertaba sin parar. Vivíamos en una casa en que su habitación y la nuestra estaban pegadas, por lo que era muy práctico personarse allí si le ocurría cualquier cosa. Me resultaba más complicado seguir durmiendo con él y que se desvelara a cada ronquido. A los seis meses, el pediatra nos dijo: «Bueno, ahora ya tenéis que pensar en trasladar al niño a su habitación». Padredelacriatura y yo nos miramos con consternación y asentimos con hipocresía. A la salida de la consulta nos sentimos unos desalmados por haber desterrado a nuestro pequeño tan tempranamente. Pero lo cierto es que había funcionado: él estaba mejor y nosotros también. ¿Por qué debíamos sentirnos culpables por no haber alargado ese período?

Seguir un método de crianza que no es práctico respecto a tu vida diaria es un pasaporte directo a la tensión y la frustración. Y con esto no quiero decir en ningún caso que deban eludirse situaciones complicadas. No nos engañemos: quitarle el chupete, el pañal o el biberón a un niño es complicado y precisa de horas de paciencia, constancia e insomnio. Y no hacerlo por ahorrártelas no es la solución. Pero al menos puedes decidir el cómo y el cuándo de acuerdo con tu modo de vida. Enfrascarse en un tipo de crianza que no resulta práctica para el núcleo familiar solo porque se supone (y ni siquiera está probado) que es «la mejor» acaba pasando facturas muy altas.

En la crianza existen dos corrientes que se acusan, mutuamente, de ser dogmáticas: la conductivista y la natural o del apego. Generalizando mucho, la primera ofrece normas concretas para conseguir resultados; la segunda permite que el niño sea el protagonista de su crecimiento y los adultos estén a su servicio. Ambos bandos están enfrentados a muerte y es habitual que algunas madres se reten a duelos dialécticos en la entrada del colegio. Ambos métodos definen, etiquetan y encasillan dos estilos de vida. El primero sería el de los padres «más clásicos» y el segundo el de los progenitores más «ecológicos». Yo hice un batiburrillo entre lo que me servía de uno y de otro, por lo que me gané la animadversión de los dos grupos.

EL CONDUCTISMO TAMPOCO ES TAN FIERO COMO LO PINTAN

Al conductismo se le acusa de tener unas normas férreas, de marcar unos ritmos concretos y de abogar por una educación rígida. Presenta una serie de recomendaciones unidas a cada etapa del crecimiento, que son las que adoptan la mayoría de los pediatras. A tal edad, el niño debe de dejar de dormir con los padres, despedirse del chupete o desprenderse del pañal. Se basan en evidencias científicas sobre cuándo está el niño preparado para hacerlo. Y habrá críos y familias que puedan seguir esos ritmos, y otros, en cambio, que no puedan sostenerlos por la razón que sea. A mí, saber lo que tenía que hacer en cada etapa me procuraba tranquilidad. Tenía un objetivo y después lo adaptaba a las necesidades del momento. Me reconfortaba que marcaran un camino, aunque a veces me decantara por un atajo.

Dentro del conductismo, destaca el método Estivill, que provoca agradecidas adhesiones y furibundos ataques. El doctor Eduard Estivill es un eminente médico que tiene una clínica del sueño reconocida a nivel internacional. Tras una carrera dedicada a combatir el insomnio diseñó dos métodos infantiles, uno para dormir y otro para comer. Y se metió en un berenjenal, pues los padres que abogan por la crianza natural lo convirtieron en el blanco de sus dardos. En el caso del sueño, a grandes rasgos, el método consiste en dejarlos llorar unos minutos en concreto y luego se les reconforta para volver a dejarlos solos. El tiempo para que acudan los padres va alargándose en cada ocasión. También incluye una serie de rituales previos que ayudan a crear una buena higiene del sueño. El método para la comida consiste en ofrecerle un plato y, si el pequeño monta una pataleta, se retira un tiempo específico y se le vuelve a proponer que se lo coma. Y así varias veces con diferentes tiempos marcados. Hay padres que aseguran que estos métodos han sido de gran ayuda y han llevado paz a sus hogares. Otros, en cambio, les dedican lacerantes críticas y acusan a los progenitores que los practican de ser crueles con sus descendientes. Siempre que he oído a un padre o a una madre despotricando en contra del método Estivill, le he preguntado si ha leído el libro. «No, pero sé de qué va y es que yo sería incapaz de dejar llorar a mi hijo», ha sido la respuesta. ¿Cómo se puede criticar con tanta vehemencia algo que no se conoce y que ni siquiera está siendo aplicado a los propios hijos? Eso son los misterios de la condición humana que no dejan de sorprenderme.

He sido testigo de muchas discusiones de ese tipo con progenitores que se desgañitaban por hacer prevalecer su visión de la crianza de unos hijos que no son los suyos. Y si no se ha llegado a elevar el tono de las palabras, estas han servido para despreciar con inquina la opción no escogida.

Debo confesar que apliqué el método Estivill para la comida durante un período muy corto: exactamente quince minutos. Una semana mi hijo se declaró en huelga de hambre, mejor dicho, de cena. En un principio pensé que estaba incubando alguna enfermedad y que había perdido el apetito, así que llamé a la guardería y me informaron de que allí comía como una lima y de todo sin protestar. En cambio, en casa, cerraba la boca con más obstinación que una sufragista. Padredelacriatura y mi madre, que estaban tan preocupados como yo, tuvieron una idea que les pareció magistral: cocinar platos y platos e ir ofreciéndoselos hasta que uno coincidiera con las apetencias del nene. Nuestra cocina parecía el plató de *Masterchef*. Aquella delirante ofrenda de viandas al pequeño dictador me parecía, nunca mejor dicho, pan para hoy y hambre para mañana. ¿Cómo iba a conseguir que siguiera una dieta saludable si le enseñábamos que podía elegir cuanto le viniera en gana y que tendría a un equipo de cocineros prestos a satisfacer sus antojos? Cuando mostraba mi desacuerdo, Padredelacriatura y mi madre formaban un frente común: «¿Y qué quieres, que el niño no coma?», respondían a veces al unísono y en ocasiones uno detrás del otro, como si repitieran el estribillo de una canción.

Todos estábamos empezando a desquiciarnos: mi madre, buscando recetas suculentas; Padredelacriatura, convencido de que el niño estaba aquejado de una terrible enfermedad; los fogones de la cocina, exhaustos de tanto traqueteo; y yo misma, temiendo desde primera hora de la mañana que llegara el momento de la cena. Así que me leí el libro de Estivill y le pedí a Padredelacriatura que me dejara probarlo a solas, sin que nadie más entrara en el comedor. Sin mucho convencimiento y acusándome por lo bajini de ser una madre desalmada, accedió a que procediera con el experimento. Me encaminé temblorosa hacia mi bebé, con un sinfín de dudas y cara de póquer.

Seguí todos los pasos del manual, le expliqué que debía comer, le ofrecí el plato y él volvió a negarse a comérselo. Lo retiré unas dos veces y al final el niño se lo zampó todo sin protestar. Salí temblando del comedor, pues me había costado la propia vida mantener el tipo. No sé si funcionó el método o él cambio de estrategia, pero lo cierto es que las cenas volvieron a ser plácidas. Siendo sincera, tampoco sé si hubiera sido capaz de enviar a mi descendiente a la cama sin un triste mendrugo en el estómago o hubiera acabado atiborrándolo a patatas chips en un desesperado acto de incoherencia. Por suerte, no tuve que enfrentarme a aquella situación.

Casi todos los progenitores se han encontrado en trances similares, en los que un pequeño problema se ha enconado y desestructurado la armonía de su hogar. Cada cual intenta salir airoso de la situación como buenamente sabe. Por ello resulta tan desesperante que, además de la presión que ya supone, se le añada una carga futura. «Es que, si haces esto, tu hijo será un consentido», «Es que, si obras de tal modo, estarás dinamitando su autoestima». Pero quienes dicen esas cosas o los flamantes especialistas que pergeñan esas teorías, casualmente nunca están cerca cuando tu hijo no come o cuando llevas tres horas intentando que duerma. Ahí solo estás tú, Padredelacriatura y una invitada llamada Desesperación. Y en esos momentos cada uno se aferra a lo que puede, y no importa la etiqueta que lleve, ya sea un método conductista, ya sea de crianza natural, ¿qué más da el nombre? Al final se trata de pura supervivencia.

DE CRIANZAS NATURALES

En las antípodas del conductismo se sitúa la crianza natural, un método ideado por el pediatra estadounidense William Sears y que se basa en el apego. Este término fue acuñado por el psicólogo británico John Bowlby (1907-1990), que argumentó que crear un vínculo con el bebé, físico y emocional, en los seis primeros meses de vida influía en su desarrollo emocional y social. Las ideas del psicólogo supusieron un necesario golpe de timón a las teorías sobre la educación que se postulaban tras la Gran Guerra. En Gran Bretaña, por ejemplo, se daba por hecho que los niños y los padres mantenían una relación distante hasta que los vástagos eran enviados a un internado. Bowlby cambió el panorama y sus ideas incluso fueron recogidas en las recomendaciones de la Organización Mundial de la Salud (OMS).

Sears, padre de seis hijos, llevó más allá las hipótesis de Bowlby y propuso una crianza, la natural, basada en el colecho, el porteo (llevar los niños encima), la lactancia prolongada a demanda y estar pendiente de las necesidades de los hijos. «Según los Sears, quienes sigan su estilo de crianza conseguirán unos niños "maravillosamente especiales". No solo "más inteligentes que el resto", como escriben, sino también con mayor salud, mejor desarrollo y mejor comportamiento».[94]

Me inquieta la expresión «maravillosamente especiales». ¿Especiales como qué? ¿Como los X Men? Pues no tengo claro si quiero esforzarme para que a mi vástago le salgan garras de amianto... Ironías aparte, este método está muy en boga y cada vez hay más familias que lo practican y entonan sus alabanzas. Son precisamente los que se enfrentan a los conductistas a quienes califican de «adiestradores de niños». Aunque paradójicamente los que defienden la crianza natural marcan asimismo un camino para lograr unos objetivos.

En la crianza natural, los progenitores deben de estar pendientes de atender las necesidades de sus hijos y permitir que ellos lideren su propia educación. Si lloran, ha de consolárseles. Si chillan, se debe permitir que se expresen, pues es una necesidad que sienten. En general, esto debería aplicarse a rajatabla durante el primer año de vida y después seguir manteniéndolo como filosofía de educación. La crianza natural aboga por métodos alternativos a las guarderías y también apoya, para los que así lo deseen, la educación en el hogar, lejos de las escuelas.

Las promesas que brinda esta crianza no están constatadas científicamente, aunque, como en todo, existen estudios que defienden algunos de sus beneficios. Y esos supuestos beneficios son el flanco abierto por el que reciben mayores críticas. «Uno de los problemas con los Sears y otros gurús del apego es que transmiten el mensaje,

---

[94] Eva Millet, «¿Demasiado madres?», *Magazine La Vanguardia*, 15 de enero de 2017, en: <http://www.magazinedigital.com/historias/reportajes/demasiado-madres>.

sin base científica, de que los niños criados con este intenso contacto físico van a ser mejores», arguye la obstetra estadounidense Amy Tuteur.[95]

Este para mí es el gran problema de todos los métodos educativos: pretender resultados concretos, garantizados y demostrados. Apuntar a un pequeño a mil actividades extraescolares o jamás decirle que se calle son elecciones que los padres tomarán por cualquier razón. Pero se tiñen de un cariz más mercantilista cuando subyace un objetivo. «Si hago esto, mi hijo será un cerebrito», «Si me comporto así con él, aprenderá a expresar sus sentimientos». Y también me parece preocupante esa música de fondo que desprenden todas las formas de crianza: «Es mejor que lo que hace el otro», entrando en una competitividad que aumenta la tensión de los padres.

Yo ni siquiera pude plantearme si escoger este método o no por una razón de peso: tenía que trabajar. Tampoco creo que hubiera sido capaz de practicarlo, pues para mí supondría un sacrificio demasiado grande estar a la entera disposición de mi hijo. Sin embargo, las madres que conozco que siguen la crianza natural no lo viven así: para ellas no supone un esfuerzo. De hecho, el sacrificio sería, seguramente, afrontar la maternidad de otro modo. En el parque al que voy con mi hijo suelo coincidir con un grupo de ellas. Las envidio secretamente, pues las veo tan tranquilas y en paz que parece que estén a punto de alcanzar el nirvana. Sus hijos pueden gritar y patalear, y ellas no pierden la paciencia, les explican dulcemente lo ocurrido y esperan a que la tormenta de sollozos amaine. Mientras tanto, todo hay que decirlo, el resto de madres que marca límites las miran con inquina, ya no solo por haber escogido un método diferente al suyo, sino porque es bastante crispante aguantar los berrinches de un hijo que no es el propio.

Para mí el principal beneficio de ese tipo de crianza, y que no podrá demostrar ningún estudio, es que las madres que la llevan a cabo la disfrutan. Algunos padres también están implicados en este tipo de educación, pero sí es cierta una de las diatribas con que se le ataca: el peso recae, en la mayoría de los casos, en las progenitoras. Pero

---

[95] *Ibidem.*

ellas están contentas en ese papel, que es lo que debería importar, más allá de los resultados que puedan obtener o del rol social que decidan desempeñar.

Hace un tiempo estuve hablando con una con quien coincidí en el parque, Madrenirvana, y me contó una anécdota que me pareció divertida. Ella y el resto de madres que practican la crianza natural decidieron dar un paso más allá y prohibir el chocolate a sus hijos. Y, por supuesto, nadie en la familia podía consumirlo. Un fin de semana se fueron todos a una casa de campo y una quintacolumnista coló de extraperlo un bote de Nutela. A medianoche, con nocturnidad y alevosía, dicha madre se dirigió a la cocina, donde había escondido el bote prohibido, y fue descubierta con las manos en la masa por las otras madres. Estas, en vez de proceder al linchamiento, le suplicaron que compartiera el botín con ellas y acabaron riéndose en la cocina con los bigotes marrones. Desde ese día, se levantó la veda del chocolate, que estaba suponiendo un sacrificio demasiado grande para todas.

La historia de Madrenirvana me hizo reír. «Es que no me gustan nada los sacrificios. Estar pendiente de mis hijos en todo momento no me supone un esfuerzo, pero no comer chocolate... Aquello ya era demasiado para mí», me confesó. Las dos nos reímos. Lo que para ella no suponía un sacrificio para mí hubiera sido una tortura. Lo que yo hacía con facilidad a ella se le parecía una montaña. Y ambas, en definitiva, aspirábamos a lo mismo, a criar a nuestros hijos lo mejor que supiéramos y llevando la vida que queríamos.

Creo que vale la pena señalar una pequeña frivolidad: gracias a uno de los principios de esta crianza del apego, el mercado infantil cuenta con un producto monísimo y práctico, las mochilas de porteo, que han sido incorporadas al *establishment* de la crianza. Cuando fui madre, las había, pero resultaban muy arcaicas y complicadas de colocar. Me dejaron una y lo intenté varias veces, pero era muy rígida y difícil de poner. Me sentía como Robocop, y nunca acabé de comprender cómo podía introducir al niño allí. Me daba pavor que se me cayera en el intento. Ahora, en cambio, veo los modelos evolucionados que lucen mis amigas y me maravillan. Ellas son capaces de colocarse al bebé mientras cierran la mochila con un único y grácil movimiento. En la mayoría de los casos las combinan con el carrito, por lo que se saltan a la torera los principios de la crianza natural y únicamente adoptan una mejora que ha sido posible gracias a tal método.

Tengo una gran amiga, Micómplicedelcole, que llevó a su hija durante meses en un pañuelo que ataba con pericia con unos nudos que se me antojaban de marinero avezado. Me la encontraba en la escuela de mi hijo, pero, al verla de aquella guisa a diario, no tenía ni idea de qué cuerpo podía tener: si era gorda o delgada, con formas o sin ellas. La primera vez que la vi sin el fardo, pues su hija ya caminaba, me sorprendí no solo porque tenía una figura muy bonita, sino porque parecía que le faltara algo. Es muy gracioso, porque aún hoy siempre acarrea mochilas o bolsos, y me explicó que en el trabajo muchas veces se sienta con ellos, por costumbre, ante la mirada atónita de sus compañeros, que la animan a que los cuelgue para estar más descansada. Pero ella no se siente incómoda así, como tampoco se sintió cómoda acarreando a su hija. Un día, cuando intimamos más, le pregunté si lo había hecho porque creía en la crianza natural. Tras soltar una carcajada, me dijo: «Qué va. Estoy en el otro extremo. Hay veces en que fantaseo con una aplicación en el móvil que permitiera congelar a mis hijos cuando se ponen muy pesados o, incluso —añadió bajando la voz— que les diera una pequeña descarga eléctrica, así que imagínate lo lejos que estoy de la crianza natural».

Con el tiempo nos hemos hecho muy amigas. Hay una prueba de fuego para saber si una madre es tu conocida o una amiga: cuando puedes decir cosas políticamente incorrectas sobre la educación de tus hijos y, sobre todo, cuando dejas de hablar de asuntos de niños. Y Micómplicedelcole y yo charlamos de todo; de hecho, nuestros vástagos son un tema que rara vez tocamos y, si lo hacemos, es desde la perspectiva de cómo nos sentimos nosotras. Hace poco nos fuimos de vacaciones con la prole (ella tiene tres hijos) y nos dimos cuenta de que habíamos desarrollado un instinto que más que maternal es de supervivencia. Mientras ellos jugaban ruidosamente, éramos capaces de abstraernos del jolgorio y mantener interesantes conversaciones.

Micómplicedelcole es un alegre oasis en el rígido y encorsetado mundo de la maternidad. No competimos, sino que compartimos, y no imponemos, sino que nos apoyamos. Desgraciadamente, encontrar una amiga-madre así no es fácil. No quiero ser pesimista, pero lo que debería ser la norma constituye la excepción.

Cualquier madre se arroga el derecho de pontificar respecto a cualquier tema relacionado con los niños. Después de siete años, eso ya lo tengo interiorizado y no me hace dudar como antaño. Sin embargo, me aterra una cosa, que intento reprimir, pero que a veces me sale de forma inconsciente. Debo confesar, con suma vergüenza, que hay ocasiones en que yo también lo hago. Me descubro dando consejos que no me han pedido, señalando caminos como si fueran los mejores, parloteando sobre experiencias propias con afán ejemplificador. Y siento pánico. ¿Me habrán inoculado también a mí el virus de lagentequenocalla? Me consuelo pensando que al menos soy consciente y hago esfuerzos para no pasarme al lado oscuro de la Fuerza Materna. Seguiré luchando para que no ocurra, pero aún me quedan unos cuantos añitos de batallar conmigo misma.

Sigo sin sentirme cómoda en ninguno de los modelos que me presentan y sin saber qué tipo de madre soy. Y espero continuar así hasta que mi hijo llegue a la mayoría de edad, como seguro de vida contra el tópico y el cliché. Las dudas continúan rodeando las decisiones que tomo, pero me he hecho amiga de ellas, ya no me producen una inseguridad paralizante, sino que espolean mi capacidad de análisis.

Hay días en que me levanto y me siento dichosa por llevar a mi vástago al colegio. Charlo con él animadamente y la maternidad me parece liviana y divertida. Otros, sin embargo, me despierto legañosa, con mil conflictos rondándome por la cabeza y lo arrastro hasta la escuela como quien lleva una carretilla. ¿Cuál de las dos imágenes me representa más? No sabría decirlo.

Me siento lejana a aquella chica que hace siete años miraba hipnotizada un test de embarazo. No sé qué queda de ella y tampoco cuánto se perdió en el camino de la maternidad, o simplemente en el de la vida y en el de cuanto me ha sucedido desde entonces. Siete años dan para cambiar mucho, seas madre o no. Acaso lo que sí ha sobrevivido es la convicción de evitar los sacrificios sociales y el propósito de buscar atajos a las imposiciones, que es el modo en que intenté vivir mi embarazo.

Cada madre decidirá el suyo propio y se dirigirá hacia la maternidad cargada con su barriga abultada y sus no menos abultadas expectativas. Y se encontrará obstáculos en el sendero, que franqueará como buenamente sepa o pueda. No hay fórmulas mágicas e infalibles, y la finalidad de este libro no es proporcionarlas, sino justo lo contrario: demostrar que no existen, por mucho que nos las vendan para que nos comportemos de una forma u otra. El embarazo perfecto o la maternidad perfecta, ejemplar, ideal, es una entelequia. Así que lo único que queda es que cada una intente vivir de la forma más cómoda y hedonista posible.

AGRADECIMIENTOS

Siempre me ha parecido un tópico decir aquello de «este libro no hubiera sido posible sin esta persona», pero voy a apuntarme al cliché, pues este libro no hubiera sido posible sin Óscar Sabaté Durá, el protagonista, siempre fuera de campo, de todo lo que ocurrió. Deseo no haberle causado más traumas de los necesarios y que algún día pueda reírse con el libro. Tampoco hubiera sido posible sin la autora de mis días: Mercedes Sebastián, no solo porque me dio la vida, sino porque me enseñó a vivirla. Ni sin Padredelacriatura, Félix Sabaté, por lo que fue y por lo que estuvo.

Montserrat Maylen Brisha ha sido uno de los ejemplos de vida y maternidad, que nunca juzgan y siempre acogen. Rosita Esteve es una de las mujeres más sabias que conozco y que más me ha ayudado con mi hijo. Mar Calpena siempre ha estado a mi lado cuando he tenido que tomar decisiones importantes en mi vida, y la de ser madre no fue una excepción. Con Manolo Vázquez compartí el proceso y todos los momentos buenos y malos desde aquel despreocupado fin de semana en que nos conocimos en Sevilla. Pedro Riera, escritor al que admiro y amigo al que adoro, fue el primero en leer los capítulos iniciales del libro e insuflarme el coraje para continuar. Sigrid Cervera ha llenado mi vida de optimismo con su generosidad sin límites y, además, me cedió su casa, cerca de la playa, donde pude acabar el libro. Mireya de Sagarra me guía todos los días por los senderos de la maternidad y la amistad. Niki Navarro es pura energía positiva en mi vida y en la de cualquiera que tenga la suerte de contar con ella. Claudia Bellante, mi alma gemela, me comprende sin hablar, y cuando habla, a la velocidad del rayo, el mundo es un sitio mucho más divertido. Berta del Águila, con quien llevo una vida paralela, siempre ha sido un lugar en el que descanso y cojo fuerzas. Ana Fernández me ha regalado una forma de ver la vida tan ligera como profunda. Jordi Oliver saca lo mejor de mí y me hace volar, literalmente, con nuestros viajes. Jaume Jordana me enseñó todo lo importante en un tiempo en que pensamos que nada era tan importante. Eva Jordana siempre ha estado cerca, con su profundidad sin trascendencia. Dalia Rajmil, inspiradora y reveladora, me ayudó desde el principio a que este libro viera la luz. Heidy Ruiz es uno de los mejores regalos que podía traerme la maternidad: una auténtica cómplice con quien huir de convencionalismos. David Durá, mi primo, mi casi hermano, es la persona que nunca falla y que siempre entiende. Marta Ramírez, mi tía y amiga, me inculcó el amor por los viajes. Isidre Estévez es el amigo que nunca me ha fallado. Javier Calvo es el brillante compañero con el que nunca se acaban los temas.

Aliénor Bénoist es el ejemplo de las mujeres que luchan y hacen el mundo un poco mejor. Rosa Martí me ayuda a ver el lado positivo de las cosas. Cristina García me enseñó que la amistad es el único amor que dura para siempre. Con Silvia Claret aprendí que la comprensión no tiene fecha de caducidad. Paula Kleiman me aportó valor y risas. Lupe García me mostró cómo narrar el mundo sin concesiones. Inma Jiménez me demostró lo que es el apoyo sin fisuras. Elena Sacristán me comprende sin juzgar. Xavi C. es el hombre con quien tengo las conversaciones más reveladoras en los lugares más insospechados. Carmeta Comín siempre será mi referente. Paloma Cordón me ayudó cuando estaba gestando el proyecto y es una de las personas que más cuida de la gente que quiere. Myriam Tejedor se quedó con mi hijo algunos días para que yo pudiera escribir y me ha enseñado que hay maternidades diferentes, pero confluyentes. Silvia Querini me ayudó a que esta idea se hiciera papel, y estar a su lado me hace amar aún más la literatura.

Mónica Artigas, Esther Giralt y Carme del Vado llevan décadas estando cerca, por mucho tiempo que pasemos sin vernos.

A mi perdida y encontrada familia mexicana, tan lejana como cercana: Adriana, Lorena, Jorge y Manuel, con todos los suyos, que son los míos. Y a Iván Gutiérrez y Luis Huacuja.

A los que me han acompañado un trecho del camino: José Antonio Mendoza, Carles Alcoyent y Daniel Paredes.

A todos los que con su presencia han llenado mis días y mis noches de ingenio, risas y comprensión: Carlos Risco, Jesús Cecilia, Carlota Coll, Xan Pita, Gerad Solé, Ana Rey, Ana Lacher, Gabi Martínez, Álvaro Colomer, Josan Hatero, Jordi Rovira, Francina Bou, Carol París, Clara de Cominges, Sebastián Moreno, Miquel Armengol, Xavi Codina, Luis Pozuelo, Gabriela Wiener, Jaime Rodríguez, Ana Paredes, Yamil Errasti, Robert Joan Cantavella, Aina Mercader, Mara Lethem y Eva Siles.

Y a la única persona que no podrá leer este libro: Estela Montetes.

PROFESIONALES

QUE HAN COLABORADO EN ESTE LIBRO

- **Susana Ares**, pediatra y secretaria del Comité de Lactancia de la Asociación Española de Pediatría
- **María Teresa Audicana**, médica del servicio de Alergología e Inmunología del Hospital Universitario de Álava (HUA)
- **Antoni Borrell**, presidente de la sección de Ecografía y Medicina Fetal de la Sociedad Catalana de Obstetricia y Ginecología
- **David Bueno**, profesor e investigador en genética y neurociencia de la Universidad de Barcelona
- **Belén Santacruz**, jefa de Ginecología y Obstetricia del Hospital Universitario de Torrejón, Torrejón de Ardoz (Madrid)
- **Máximo Vento**, presidente de la Sociedad Española de Neonatología
- **Màrius Vicent Fuentes i Ferrer**, profesor de Parasitología de la Facultad de Farmacia de la Universidad de Valencia
- **Juan José Vidal Peláez**, Jefe del servicio de Obstetricia y Ginecología del Hospital Ruber Internacional, Madrid